Le régime Shinya

Première édition au Japon

Titre original anglais : *The enzyme factor*

Traduit de l'anglais par André Dommergues

ISBN : 978-2-84445-939-8

info@guytredaniel.fr
www.editions-tredaniel.com

DR HIROMI SHINYA

Le régime Shinya

LE RÉGIME DU FUTUR

qui préviendra les 3 grandes maladies dîtes de "civilisation"

CANCER, DIABÈTE,
MALADIES CARDIO-VASCULAIRES

Guy Trédaniel Éditeur
19, rue Saint Séverin
75005 Paris

Avertissement

Il faut considérer ce livre comme un ouvrage de référence, non pas comme un livre de médecine. Les informations que vous y trouverez ont pour objet de vous faire prendre des décisions concernant votre santé en toute connaissance de cause. Il n'est nullement conçu pour se substituer à un traitement médical prescrit par votre médecin, qui connaît votre cas personnel. Si vous soupçonnez avoir le moindre problème de santé, nous vous conseillons vivement de demander l'avis d'un praticien compétent.

Sommaire

Note de l'éditeur

Le Dr Hiromi Shinya n'a pas besoin d'être présenté aux gastro-entérologues et aux chirurgiens du monde entier. En tant que pionnier de la chirurgie du côlon par voie endoscopique (il a mis au point la technique – qui porte son nom – et contribué à concevoir le premier instrument utilisé à cette fin), il est mondialement reconnu comme l'un des médecins les plus compétents.

Le Dr Shinya exerce la médecine depuis plus de quatre décennies. Il a soigné des présidents, des Premiers ministres, des stars du cinéma, des musiciens et un grand nombre de malades moins connus. Il a examiné l'estomac et l'intestin de plus de 300 000 personnes. Actuellement il est professeur de chirurgie à la faculté de médecine Albert Einstein à New York et chef de l'Unité de chirurgie endoscopique du Centre médical Beth Israel.

Grâce à l'expérience considérable acquise en traitant des centaines de milliers de patients – il en a suivi certains toute leur vie – le Dr Shinya a découvert et testé cliniquement une nouvelle façon d'aborder le problème de la santé : sa réflexion a pour point de départ l'existence d'une enzyme vitale qui est stockée dans notre organisme et qu'il a appelée « l'enzyme miracle ». Il estime que cette enzyme est essentielle pour une longue vie en bonne santé.

En écrivant le présent ouvrage, le Dr Shinya se propose de montrer comment cette enzyme agit et pourquoi elle est si importante pour la santé. Cette publication est le point culminant de sa carrière, car il fait part de ses découvertes à des millions de gens qu'il ne pourra jamais traiter personnellement. Le Dr Shinya décrit en détail un mode de vie susceptible de garantir une meilleure santé et explique pourquoi les pratiques qu'il conseille jouent un rôle primordial.

Né au Japon, le Dr Shinya pratique la médecine six mois par an à Tokyo. Il associe le point de vue de la médecine orientale et celui de la médecine occidentale. Ce livre, écrit d'abord en japonais, a fait sensation : deux millions d'exemplaires ont été vendus en quelques mois. Après les Éditions Council Oak Books qui ont publié la traduction, Guy Trédaniel Éditeur à l'honneur de présenter la traduction française. Avec le Dr Hiromi Shinya, nous espérons que ce livre sera votre guide pour une vie heureuse sans problèmes de santé.

Préface

J'AI ATTEINT ma majorité au Japon juste après la guerre, alors que les technologies et le mode de vie américains transformaient mon pays natal. Je voulais étudier la médecine en Amérique. J'ai obtenu mon diplôme de médecine au Japon, puis, en 1963, je suis parti aux États-Unis avec ma jeune épouse pour me spécialiser en chirurgie au Centre médical Beth Israel à New York.

Venant aux États-Unis d'un pays étranger, je savais que je devais faire de grands efforts pour atteindre un niveau d'excellence et être respecté comme chirurgien. J'avais pratiqué les arts martiaux et, grâce à cet entraînement, j'avais appris à me servir aussi bien d'une main que de l'autre. Ainsi j'ai pu effectuer des opérations chirurgicales avec une efficacité exceptionnelle.

Pendant mon internat, j'ai travaillé avec le Dr Leon Ginsburg, un des médecins qui (avec les Drs Burrill Bernard Crohn et Gordon Oppenheimer) ont découvert la maladie de Crohn. Un jour l'interne et son assistant, qui aidaient généralement le Dr Ginsburg, ne purent prêter leur concours dans la salle d'opérations ; aussi l'infirmière du Dr Ginsburg, qui m'avait vu à l'œuvre, me recommanda-t-elle. Comme j'étais ambidextre, je terminai l'opération très rapidement. D'abord le Dr Ginsburg ne put croire qu'elle avait été effectuée correctement dans un si bref délai. Après s'être mis en colère, il constata que le patient récupérait dans de bonnes conditions sans saignement excessif et sans tuméfaction, comme on pouvait s'y attendre à la suite d'une opération aussi longue. Ma réussite l'impressionna. Je commençai alors à travailler régulièrement avec lui.

Ni ma femme ni notre petite fille ne se portaient bien aux États-Unis. Ma femme était malade la plupart du temps, elle était faible et ne pouvait allaiter. Aussi avons-nous donné à notre fille du lait de vache en poudre. Je travaillais toute la journée à l'hôpital et quand je rentrais à la maison, j'aidais ma femme qui était à nouveau enceinte. Je changeais les couches du bébé et lui donnais le biberon, mais ma fille pleurait beaucoup. Et puis elle eut une éruption cutanée généralisée. Elle souffrait de démangeaisons et se trouvait en fort piteux état.

Alors naquit mon fils. Nous l'accueillîmes avec joie, mais peu de temps après, il eut des rectorragies. À peu près à ce moment-là j'avais acquis le premier coloscope de la première génération, je pus donc examiner mon petit garçon et découvris une inflammation du côlon, ou rectocolite ulcéro-hémorragique. Cela me porta un coup terrible. Me voilà moi, docteur, incapable de guérir ma jeune femme ou de soulager les souffrances de mon fils et de ma fille. Je n'avais rien appris à la Faculté de médecine qui pût m'indiquer ce qui les rendait malades. Je consultai d'autres médecins, les meilleurs dont j'avais entendu parler, mais personne ne put m'aider. Je ne me contentais plus de savoir opérer avec habileté ou de prescrire des médicaments selon les symptômes. Je voulais connaître la cause des maladies.

Au Japon je n'avais jamais vu le genre de dermatite atopique dont ma fille était atteinte. Aussi commençai-je à chercher ce qui aux États-Unis pouvait causer cette maladie. Au Japon nous ne consommions pas beaucoup de produits laitiers. Je pensais donc que le lait de vache en poudre était peut-être à l'origine de la maladie de ma fille. Quand nous eûmes supprimé le lait, son état s'améliora rapidement. Je conclus qu'elle était allergique au lait de vache. Elle ne pouvait pas le digérer et les particules non digérées qui étaient assez petites pour passer de ses intestins dans son sang étaient attaquées par son système immunitaire comme s'il s'agissait d'éléments étrangers. Il en était de même pour mon fils. Quand nous cessâmes de lui donner du lait, sa rectocolite disparut.

On diagnostiqua finalement la maladie de ma femme comme étant un lupus. Sa numération globulaire diminuait, elle pâlissait et faisait de l'anémie. Malgré des séjours à l'hôpital, elle mourut avant que j'en sache assez pour lui venir en aide.

Encore aujourd'hui, je ne peux pas dire quelle a été la cause de son lupus, mais je sais qu'elle était génétiquement prédisposée à avoir un système immunitaire susceptible de réagir de façon excessive.

Elle avait fait ses études dans une école religieuse occidentalisée où on lui avait donné beaucoup de lait. Sans aucun doute elle était allergique au lait, tout comme devaient l'être ses deux enfants. Son alimentation étant à l'origine de réactions allergiques, son système immunitaire avait dû s'affaiblir de sorte qu'elle fût victime du lupus, maladie auto-immune.

À la suite de ces événements, j'ai commencé à comprendre que le régime alimentaire est vital pour la santé. C'était il y a plus de cinquante ans. Au cours des années qui se sont écoulées depuis, j'ai examiné l'estomac et le côlon de plus de 300 000 patients que j'ai questionnés sur leur régime alimentaire.

J'ai passé ma vie à essayer de comprendre le corps humain, la santé et la maladie. Tout d'abord je me suis intéressé à la maladie – je me suis demandé quelles en étaient les causes et comment la guérir – mais quand j'ai commencé à mieux comprendre comment fonctionne le corps en tant que système global, j'ai changé ma façon de traiter la maladie. J'ai pensé que nous, les professionnels de santé, ainsi que nos patients, nous devrions passer plus de temps à essayer de comprendre ce qu'est la santé plutôt qu'à combattre la maladie.

Nous naissons avec le droit à la santé ; il est naturel d'être bien portant. Une fois que j'ai commencé à comprendre ce qu'est la santé, j'ai aidé le corps à se débarrasser de la maladie. Le corps tout seul peut se guérir. En tant que médecin, je dois rendre possible cette guérison. Finalement ma recherche m'a fait découvrir ce que je crois être la clé de la santé. Cette clé est « l'enzyme miracle ».

Nous avons plus de 5 000 enzymes dans notre organisme qui produisent peut-être 25 000 réactions différentes. Nous pourrions dire que tout ce qui se passe dans notre corps l'est sous le contrôle des enzymes, mais nous savons très peu de choses sur elles. Je crois que nous créons ces différentes enzymes à partir d'une enzyme de base ou enzyme souche, qui se trouve dans notre corps en quantité plus ou moins limitée. Si nous épuisons ces enzymes souches, elles n'existent plus en nombre suffisant pour réparer convenablement les cellules. Alors, avec le temps, le cancer et d'autres maladies dégénératives se développent.

Ce que j'appelle « le facteur enzyme » a une importance capitale.

Quand je soigne mes patients atteints d'un cancer du côlon, je commence par opérer, puis je mets mes patients à un régime très strict qui comprend des aliments non toxiques, riches en enzymes, et de l'eau afin que les enzymes souches se multiplient pour réparer les cellules du corps. Je ne crois pas à l'utilité de puissants médicaments qui affaiblissent le système immunitaire, car j'ai remarqué que le cancer du côlon ne survient pas accidentellement, isolément. Le cancer du côlon est un avertissement : le stock d'enzymes souches est très réduit et ne peut plus réparer convenablement les cellules.

Nous naissons avec un stock limité de cette enzyme souche, me semble-t-il ; nous ne devons pas le réduire en mangeant des aliments de mauvaise qualité, en ingérant des toxines, en éliminant de façon insuffisante et en nous stressant. J'en suis venu à faire une autre découverte qui explique pourquoi j'appelle cette enzyme souche « l'enzyme miracle ». En effet, j'ai été témoin de guérisons spontanées et de rémissions dans le cas de toutes sortes de maladies. Alors j'ai étudié ces guérisons et j'ai commencé à comprendre comment de tels miracles pouvaient se produire.

Nous avons découvert l'ADN mais nous ne savons vraiment pas grand-chose sur lui. Il y a tout un potentiel à l'état latent dans notre ADN que nous n'avons pas encore décrypté. Mes recherches m'ont amené à penser qu'une montée d'énergie affective positive, comme celle qui provient de l'amour, du rire et de la joie, peut stimuler notre ADN et lui faire produire à profusion cette enzyme souche – l'enzyme miracle qui agit comme biocatalyseur pour réparer nos cellules. La joie et l'amour peuvent éveiller un potentiel inimaginable.

Dans ce livre je vais vous dire que faire chaque jour, que manger, quels compléments alimentaires et quelles enzymes prendre pour entretenir vos enzymes miracles et votre santé. Cependant la chose la plus importante que je vous conseille pour vivre longtemps et en bonne santé, c'est de faire ce qui vous rend heureux – même si cela signifie que de temps en temps vous ne suiviez pas certaines de mes recommandations.

Faites de la musique. Faites l'amour. Donnez-vous du bon temps. Vivez la vie avec passion. Rappelez-vous qu'une vie heureuse, qui a un sens, est le chemin qui vous donne tout naturellement la santé. L'enthousiasme et la joie, plutôt que le respect scrupuleux d'un régime alimentaire, voilà ce qui stimule le facteur enzyme.

Dr Hiromi Shinya
Juin 2007

INTRODUCTION

Le Facteur Enzyme est le Facteur Clé

VOTRE corps possède la capacité miraculeuse de se guérir.

En fait, grâce à ce pouvoir, seul votre corps peut vous faire retrouver l'équilibre quand la maladie frappe. La médecine peut aider votre organisme en cas d'urgence, la chirurgie peut être nécessaire dans certaines circonstances, mais seul votre corps possède la capacité de se guérir.

J'ai constaté cette vérité maintes et maintes fois en pratiquant la médecine. Il y a environ 35 ans, j'ai été la première personne au monde à pratiquer l'ablation d'un polype par voie endoscopique sans avoir à faire d'incision dans la paroi abdominale. À l'époque ce fut un événement très important, parce que j'ai pu enlever le polype sans ouvrir l'abdomen, évitant ainsi les effets secondaires qui peuvent survenir au cours d'une intervention à ciel ouvert. Étant le seul chirurgien qui possédait alors cette technique, je me suis trouvé soudain très sollicité. À cette époque-là plus de 10 millions de personnes, seulement aux États-Unis, devaient se faire examiner le côlon et nombreux étaient ceux qui avaient besoin de se faire enlever un polype. Des patients ont commencé à venir de partout pour cette intervention moins invasive. Ainsi, alors que j'avais tout juste la trentaine, je suis devenu chef de l'Unité de chirurgie endoscopique du Centre médical Beth Israel à New York ; je travaillais à l'hôpital le matin et dans ma clinique privée l'après-midi, et j'examinais des patients du matin au soir. Au cours de décennies de pratique, en examinant des centaines de milliers de personnes en tant qu'endoscopiste gastroentérologue, j'ai appris que lorsque l'appareil digestif est propre, le corps peut facilement lutter contre n'importe quelle maladie. Par ailleurs, quand l'appareil digestif n'est pas propre, le patient est prédisposé à avoir n'importe quelle maladie.

En d'autres termes, une personne qui a un appareil digestif en bon état est en bonne santé mentale et physique, mais une personne qui a un appareil digestif en mauvais état a en général un problème d'ordre mental ou physique. Inversement, une personne en bonne santé a un appareil digestif en bon état, tandis qu'une personne en mauvaise santé a un appareil digestif en mauvais état. Alors, de toute évidence, le maintien en bon état de l'estomac et de l'intestin a un rapport direct avec le maintien de la santé en général.

Que doit-on faire exactement ou que doit-on éviter de faire pour garder l'estomac et l'intestin en bon état ? Pour le savoir, pendant des années j'ai demandé à mes patients de répondre à un questionnaire sur leur régime alimentaire et leur mode de vie. Ainsi, j'ai découvert un lien important entre la santé d'une part et les régimes alimentaires ainsi que les comportements d'autre part.

Dans ce livre, je vais exposer mes idées sur la façon de vivre longtemps en bonne santé, en me fondant sur des données que j'ai rassemblées au cours de décennies de pratique médicale. Ces données suggèrent qu'il est possible de comprendre le corps et ses innombrables fonctions en se référant à un seul facteur.

Le secret d'une longue vie en bonne santé peut se résumer en un mot : enzyme

Enzyme est un terme générique désignant un catalyseur de protéines qui se trouve à l'intérieur des cellules de tout ce qui vit. Partout où il y a de la vie, qu'il s'agisse des plantes ou des animaux, les enzymes existent. Les enzymes participent à tout ce qui est nécessaire pour maintenir la vie : la synthèse et la dégradation, l'élimination des substances toxiques et l'approvisionnement en énergie. Tout ce qui vit ne pourrait pas rester en vie sans les enzymes.

Plus de 5 000 espèces d'enzymes vitales sont produites dans les cellules de notre corps. Nous produisons également des enzymes en nous servant des enzymes des aliments que nous consommons tous les jours. La raison pour laquelle il y a tant de sortes d'enzymes, c'est que chacune d'entre elles a une caractéristique particulière et une fonction unique. Par exemple l'amylase, qui est l'enzyme digestive et qui se trouve dans la salive, réagit seulement aux hydrates de carbone. Quant aux graisses et aux protéines, elles sont digérées par chacune de leurs propres enzymes spécifiques.

De nombreuses sortes d'enzymes sont produites pour répondre aux besoins du corps, mais on ne sait toujours pas bien *comment* elles sont produites dans les cellules. Une théorie que j'ai mise au point au cours de mes années de pratique pourrait éclairer ce processus. Je crois qu'il y a une enzyme souche – une enzyme prototype non spécialisée. Jusqu'à ce que cette enzyme souche soit convertie en une enzyme spécifique pour répondre à un besoin particulier, elle a la possibilité de devenir *n'importe quelle* sorte d'enzyme. Votre santé dépend de la façon dont vous entretenez les enzymes souches à l'intérieur de votre corps. J'emploie le terme « enzymes souches » pour ces catalyseurs ; en effet, il existe des enzymes non spécialisées qui donnent naissance à plus de 5 000 enzymes spécialisées chargées d'activités diverses. Je les appelle aussi « enzymes miracles » parce qu'elles jouent un rôle essentiel dans la capacité qu'a le corps de se guérir.

J'ai conçu l'idée d'enzymes souches en constatant que lorsqu'une région particulière du corps a besoin d'un type spécifique d'enzyme et, par conséquent, en consomme une grande quantité, d'autres parties du corps ont tendance à manquer des enzymes qui leur sont nécessaires. Par exemple, si on consomme énormément d'alcool, une quantité supérieure à la normale d'une enzyme particulière est nécessaire pour dégrader l'alcool dans le foie, ce qui crée une carence d'enzymes indispensables pour la digestion et l'absorption dans l'estomac et les intestins.

Il semble qu'il n'y ait pas une quantité déterminée de chacune des milliers d'enzymes qui existent ; plus exactement, l'enzyme souche est convertie en un type particulier d'enzyme quand le besoin s'en fait sentir, et est utilisée là où elle est nécessaire.

Actuellement, les enzymes attirent l'attention dans le monde entier comme étant l'élément clé qui contrôle notre santé et, quoique la recherche continue de progresser, il y a encore bien des choses que nous ne comprenons pas à leur sujet. Le Dr Edward Howell, pionnier de la recherche sur les enzymes, a proposé une théorie vraiment intéressante : le nombre d'enzymes que peut produire tout être vivant durant sa vie est prédéterminé. Le Dr Howell a appelé ce nombre fixe d'enzymes chez un individu « le potentiel enzymatique ». Et quand le potentiel enzymatique est épuisé, la vie de cet individu se termine.

La théorie du Dr Howell se rapproche de ma théorie des enzymes souches, et selon la direction que prendra la recherche, je m'attends à ce que la théorie des enzymes souches soit confirmée. Bien que la recherche sur les enzymes en soit encore à ses débuts, et que l'existence de l'enzyme souche ne soit encore qu'une théorie, néanmoins il existe actuellement de nombreuses données cliniques prouvant que nous pouvons améliorer considérablement notre système digestif – et ainsi notre santé – en suivant un régime qui accroît le nombre d'enzymes et en adoptant un mode de vie qui n'épuise pas les enzymes souches.

Le mode de vie sain que je préconise dans ce livre consiste en un certain nombre de conseils que je donne à mes patients depuis des années. J'ai constaté de nombreuses guérisons dues au fait que des malades ont adopté les pratiques que je vais vous exposer. Cependant vous serez sûrement surpris, car vous trouverez que certains conseils à propos de la santé et du régime alimentaire vont à l'encontre des idées reçues. Je certifie que tout ce qui est proposé dans le livre a été expérimenté. C'est seulement après avoir vérifié que ce style de vie ne comportait aucun risque que j'ai demandé à mes patients de le suivre – avec des résultats remarquables.

Moi-même, je suis ce mode de vie. Durant toutes les années où j'ai pratiqué la médecine, je n'ai jamais été malade – pas une seule fois. La première et la dernière fois où un docteur m'a prescrit un traitement, c'est quand j'ai eu la grippe à l'âge de 19 ans. Maintenant que je suis septuagénaire, je travaille toujours dans le milieu médical aux États-Unis et au Japon. Bien que la médecine soit une profession qui vous met constamment au défi à la fois physiquement et mentalement, je suis resté en bonne santé en mettant en pratique chaque jour le mode de vie idéal que je décris dans ce livre.

Ayant constaté par ma propre expérience les effets positifs de ce mode de vie, je l'ai fait pratiquer par mes patients. Les résultats qu'ils ont obtenus ont été encore plus extraordinaires que ceux que j'ai obtenus dans mon propre cas. Ainsi j'ai vu le taux de récidive du cancer tomber à zéro.

Bien que la médecine moderne soit souvent pratiquée comme si le corps était une machine constituée de parties autonomes, il constitue en réalité un ensemble unique dans lequel tout est relié. Par exemple une dent cariée non traitée peut affecter tout notre organisme. De même des aliments qui n'ont pas été suffisamment mastiqués imposent un surcroît de travail à l'estomac et aux intestins. Il s'ensuit une mauvaise digestion, qui empêche l'absorption des substances nutritives vitales et aboutit à toutes sortes de troubles. Un problème de santé mineur peut sembler négligeable à première vue, mais il n'est pas rare que des problèmes mineurs finissent par causer des maladies graves.

Pour rester en bonne santé nous accomplissons quotidiennement toutes sortes d'actions – nous mangeons, nous buvons, nous faisons de l'exercice, nous nous reposons, nous dormons, etc. Si un problème survient au cours de n'importe laquelle de ces activités, il affectera tout le corps. Je crois que les enzymes souches ont pour fonction le maintien de l'homéostasie – l'équilibre nécessaire pour une vie saine.

Malheureusement, dans la société moderne il existe une foule de facteurs qui détruisent nos précieuses enzymes souches : l'alcool, le tabac, les drogues, les additifs alimentaires, les engrais chimiques, la pollution de l'environnement, les ondes électromagnétiques, le stress, etc. De nos jours, pour garder la santé il est essentiel de comprendre comment fonctionne le corps et d'avoir la volonté de prendre soin de sa santé.

Heureusement, ce n'est pas tellement difficile. Une fois que vous aurez bien compris ce qui épuise les enzymes souches et comment on peut en augmenter le nombre, un petit effort quotidien vous permettra de vivre le reste de votre vie normalement sans tomber malade.

Notre vieux dicton a besoin d'être mis à jour. Au lieu de dire : « Mangez, buvez et amusez-vous, car demain vous mourrez », je suggère que vous mangiez et buviez judicieusement, et que vous viviez gaiement aujourd'hui et demain. J'aimerais vous montrer comment vous y prendre pour y parvenir.

CHAPITRE 1

Les Enzymes et votre Santé – Idées Fausses et Vérités Fondamentales

QUARANTE années se sont écoulées depuis que je suis devenu spécialiste de l'endoscopie digestive. Durant ce temps-là j'ai travaillé en étroite collaboration avec mes patients pour découvrir comment mener une vie saine. Quels que soient ses efforts, un médecin ne peut maintenir un patient en bonne santé pendant un certain temps en se contentant d'examens périodiques et en soignant les maladies dont il est atteint. La santé à long terme est le résultat d'attitudes et d'habitudes saines. Améliorer son mode de vie quotidien est fondamentalement plus important que compter sur l'efficacité de la chirurgie ou des médicaments.

Le régime Shinya présenté dans ce livre peut faire état d'un remarquable résultat clinique : *un taux de 0 % de récidive du cancer.*

Je le répéterai volontiers : *aucun* de mes patients n'a eu à affronter à nouveau le cancer. Pourquoi ? Parce que mes patients qui ont eu un cancer prennent au sérieux leur état de santé, mettent tous leurs espoirs dans la faculté de guérison qu'a leur corps, et pratiquent chaque jour le mode de vie que je préconise pour garder la santé grâce au régime alimentaire. C'est ce style de vie que je vais vous enseigner dans ce livre, un ensemble simple d'habitudes nouvelles qui vous permettront de jouir d'une bonne santé et de vitalité jusqu'à un âge très avancé.

Les connaissances que vous allez acquérir vous permettront de choisir entre la maladie et la santé. Dans le passé, les gens pensaient que les maladies pouvaient et devaient être guéries uniquement par les médecins et les médicaments. Les patients étaient passifs. Ils suivaient simplement les instructions du médecin et prenaient les médicaments qu'il leur prescrivait. Mais nous vivons maintenant à une époque où nous devons tous être responsables de notre propre santé.

Nous espérons tous ne jamais tomber malades – ou si cela nous arrive, nous souhaitons vivement nous remettre rapidement. Vous pouvez penser que c'est impossible, mais je vous assure qu'il n'en est rien. Dans ce livre je propose certains comportements qui vous permettront de vivre votre durée de vie normale sans jamais retomber malade.

Bien sûr, pour y parvenir, il pourrait être nécessaire de modifier complètement le régime alimentaire et le mode de vie que vous avez eus jusqu'à maintenant. Ne laissez pas les exigences de ce nouveau mode de vie vous amener à refuser mes suggestions. Poursuivez votre lecture avec un esprit ouvert. À la fin de ce livre, vous aurez envie d'opérer des changements, j'en suis convaincu.

Quand les gens tombent malades, ils se demandent souvent avec angoisse *pourquoi* cela leur arrive. La maladie n'est pas une épreuve ou une punition infligée par Dieu. Dans la plupart des cas elle n'est pas d'origine génétique. Presque toutes les maladies sont plutôt le résultat d'une somme d'habitudes que l'on a contractées depuis un certain temps.

Vous pouvez devenir un centenaire en bonne santé

Considérez-vous que vous êtes en bonne santé ? Peu nombreux sont les gens qui peuvent répondre à cette question par un « oui » sans réserve. Ils sont peu nombreux, je pense, parce que l'absence de maladie n'est pas l'équivalent de la santé. Dans la médecine orientale il existe l'expression « maladie en sommeil ». Il s'agit d'un état dans lequel une personne n'est pas encore malade, et pourtant elle n'est pas en parfaite santé. Autrement dit, c'est un état dans lequel on est sur le point de tomber malade. Actuellement de nombreuses personnes se trouvent dans cet état.

Même les personnes qui se considèrent en bonne santé souffrent souvent de problèmes tels que la constipation ou la diarrhée chronique, l'insomnie, la raideur du cou et des épaules. Ces symptômes sont des signaux d'alarme que vous envoie votre corps. Et si vous n'en tenez pas compte en disant : « C'est normal pour moi » ou « c'est mon état habituel », vous courez le risque de voir cet état empirer et devenir une maladie grave.

L'espérance moyenne de vie aux États-Unis a augmenté de façon spectaculaire de 47 ans en 1900 à près de 78 ans en 2006. Puisqu'il est de l'intérêt commun de l'espèce humaine que tout le monde vive plus longtemps, on pourrait dire que c'est une tendance très positive.

Cependant les chiffres de l'espérance moyenne de vie ne devraient pas nous satisfaire parce qu'ils ne reflètent pas exactement l'état de santé de la population. Par exemple un centenaire qui mène une vie saine et un centenaire qui est malade et grabataire ont tous deux la même moyenne d'espérance de vie. Tous deux ont exactement le même âge, mais ils n'ont pas la même qualité de vie. Si vous n'êtes pas en bonne santé, vous ne pouvez pas bien profiter de votre vieillesse. Très peu de gens voudraient vivre longtemps en étant grabataires et en souffrant. C'est seulement lorsqu'ils sont en bonne santé que la plupart des gens veulent vraiment vivre longtemps.

Essayez de vous rappeler ce à quoi ressemble un parent ou un proche âgé. En considérant son état de santé, est-ce que vous aimeriez être dans cet état quand vous atteindrez le même âge ? La plupart des gens répondraient « non ».

En vieillissant, même le corps d'une personne en bonne santé se dégrade. Cependant, être malade et décliner de façon naturelle sont deux choses totalement différentes. Ma mère, qui depuis des années suit le mode de vie que je recommande, est en bonne santé et active à l'âge de 96 ans.

Qu'est-ce qui fait que les gens âgés tombent malades ?

La différence entre un centenaire en bonne santé et un centenaire grabataire n'est pas une différence d'âge. C'est une différence dans la façon de se nourrir et la façon de vivre dont les conséquences s'accumulent au cours d'un certain nombre d'années. En bref, qu'une personne soit en bonne santé ou non dépend de ce que cette personne mange et de la façon dont cette personne vit jour après jour. Ce qui détermine l'état de santé, c'est la somme de toutes sortes de choses : nourriture, eau, exercice, sommeil, travail, stress etc.

Si tel est le cas, alors la question est de savoir quel genre de vie nous devrions mener pour vivre longtemps en *bonne santé*.

De nos jours la santé et la forme physique constituent un marché colossal. Les rayons des grands magasins débordent de produits concernant la santé. Nombreux sont les gens qui achètent des compléments alimentaires parce que les étiquettes leur assurent que leur problème de santé sera réglé s'ils boivent ou avalent simplement tel ou tel produit chaque jour. Lorsque la publicité à la télévision ou dans les magazines vous annonce que « le produit vous fera beaucoup de bien », les stocks seront souvent épuisés dès le lendemain. En bref, cela signifie que la plupart des gens ne comprennent pas ce qui est vraiment bon pour eux et sont ainsi facilement manipulés par les médias.

Des opinions fausses sur la nourriture largement encouragées

Y a-t-il une chose à laquelle vous veillez particulièrement quand vous essayez de préserver votre santé ? Faites-vous régulièrement de l'exercice physique ? Pensez-vous à manger convenablement et à prendre des compléments alimentaires et vous soignez-vous par les plantes ?

Je n'ai pas l'intention de critiquer vos habitudes alimentaires et votre mode de vie actuel, mais je vous recommande chaudement de considérer au moins une fois par jour votre état de santé et d'examiner attentivement si vos habitudes et votre mode de vie contribuent vraiment à préserver votre santé.

Si je dis cela, c'est parce que de nombreux produits, qui sont généralement considérés comme « bons pour vous », contiennent en fait des substances susceptibles de vous nuire.

Voici comment depuis des années on vous trompe sur les aliments

- Mangez du yaourt tous les jours pour améliorer la digestion.
- Buvez du lait tous les jours pour éviter de manquer de calcium.
- Prenez votre dose quotidienne de vitamines grâce à des compléments alimentaires plutôt que grâce à des fruits qui contiennent beaucoup d'hydrates de carbone et de calories.
- Abstenez-vous de manger des hydrates de carbone comme le riz et le pain pour éviter de prendre du poids.
- Essayez de garder un régime riche en protéines.
- Hydratez-vous en buvant du thé vert japonais, qui est riche en antioxydants.
- Faites bouillir l'eau du robinet avant de la boire pour enlever toute trace de chlore.

En fait il me reste à rencontrer quelqu'un qui mange du yaourt tous les jours et qui a encore un intestin en bon état. De nombreux Américains boivent du lait tous les jours et mangent des produits laitiers depuis leur enfance, mais un grand nombre d'entre eux souffrent d'ostéoporose, que le calcium du lait est censé prévenir. En tant que médecin japonais-américain, je traite des patients à Tokyo pendant plusieurs mois par an et je constate que les Japonais qui boivent régulièrement du thé riche en antioxydants ont un estomac en très mauvais état. Les maîtres du thé, par exemple, qui boivent de grandes quantités de thé vert – ce qui fait partie de leur travail – ont souvent ce qu'on appelle une gastrite atrophique, qui peut évoluer en un cancer de l'estomac.

Rappelez-vous ce que m'ont appris plus de 300 000 examens cliniques : une personne dont l'appareil digestif fonctionne mal n'est jamais bien portante.

À la lumière de ces observations, pourquoi des choses qui nuisent à votre estomac et à vos intestins sont-elles considérées comme bonnes pour votre santé ? C'est en grande partie parce qu'on a tendance à considérer seulement un aspect ou un effet de tel ou tel aliment particulier ou de telle ou telle boisson, plutôt que l'ensemble.

Prenez le thé vert par exemple. Il ne fait pas de doute que le thé vert, qui contient un grand nombre d'antioxydants, peut tuer les bactéries et avoir des effets antioxydants positifs. En conséquence on croit généralement que boire beaucoup de thé vert japonais prolongera votre vie et pourra contribuer à prévenir le cancer. Cependant, j'ai depuis longtemps des doutes sur ce « mythe antioxydant ». En effet, mes propres données cliniques démontrent la fausseté de cette croyance courante. En examinant des patients, je me suis rendu compte que les gens qui boivent beaucoup de thé vert ont des problèmes d'estomac.

Il est vrai, les antioxydants qui se trouvent dans le thé sont un type de polyphénol qui prévient ou neutralise l'effet nuisible des radicaux libres. Toutefois, quand plusieurs de ces antioxydants se trouvent ensemble, ils constituent ce qu'on appelle le tanin.

Le tanin donne à certains fruits et à certaines plantes un goût astringent. « L'amertume » des kakis amers, par exemple, est due au tanin. Le tanin est facilement oxydé. Aussi, selon le temps durant lequel il est exposé à l'eau chaude ou à l'air, peut-il facilement se transformer en acide tannique. Or l'acide tannique sert à coaguler les protéines. Ma théorie est que le thé contenant de l'acide tannique a un effet négatif sur les muqueuses qui tapissent l'estomac, ce qui cause des problèmes tels que des ulcères.

Le fait est que, lorsque j'utilise un endoscope pour examiner l'estomac de gens qui boivent régulièrement du thé (du thé vert, du thé de Chine, du thé noir anglais) ou du café, qui contiennent beaucoup d'acide tannique, je découvre généralement que la tunique muqueuse de leur estomac a minci parce qu'elle s'est atrophiée. Cette paroi de l'estomac, qui joue un rôle important, dépérit littéralement. C'est un fait bien connu que les altérations chroniques qui tendent à l'atrophie ou la gastrite chronique peuvent facilement se transformer en cancer de l'estomac.

Je ne suis pas le seul médecin à avoir remarqué les effets nocifs du café et du thé. À la Conférence sur le cancer qui a eu lieu au Japon en septembre 2003, le professseur Masayuki Kawanishi du Département d'Hygiène de l'université Mie affirme dans un rapport que les *antioxydants peuvent endommager l'ADN*. De plus, on utilise des engrais chimiques pour cultiver de nombreuses variétés de thé vendues dans les supermarchés.

Quand vous considérerez les effets cumulatifs de l'acide tannique, des résidus d'engrais chimiques et de la caféine, vous saurez pourquoi je recommande vivement de boire de l'eau pure plutôt que du thé. Cependant à ceux d'entre vous qui aiment le thé et ne peuvent s'en passer je conseille d'utiliser du thé biologique, de le boire après les repas et non pas à jeun pour éviter le stress infligé à la paroi de l'estomac, et de n'en prendre qu'environ 2 à 3 tasses par jour.

Beaucoup de gens se laissent piéger par des croyances erronées concernant la santé, parce qu'aujourd'hui la médecine ne considère pas le corps humain comme un tout. Depuis de nombreuses années les médecins ont tendance à se spécialiser. Ils regardent et traitent juste une partie du corps. Les arbres cachent la forêt. Tout est étroitement lié dans le corps humain. Ce n'est pas simplement parce qu'une seule substance dans un aliment est bénéfique pour une partie du corps que cela signifie qu'elle est bénéfique pour tout le corps. Quand vous choisissez vos aliments et votre boisson, considérez l'ensemble du tableau. Vous ne pouvez pas décider si un aliment est bon ou mauvais en considérant simplement un seul composant de cet aliment.

La viande ne vous donnera pas de vigueur

En 1977, un rapport passionnant sur les aliments et la santé a été publié aux États-Unis – le Rapport McGovern.

Ce rapport a été publié parce qu'une menace pesait sur les États-Unis. Les dépenses qu'entraînaient les frais médicaux exerçaient une pression énorme sur l'économie. Malgré les progrès de la médecine, le nombre de gens qui tombaient malades, atteints surtout de cancer ou de maladie cardiaque, continuait d'augmenter chaque année. Il était clair que si on ne découvrait pas d'une façon ou d'une autre pourquoi les Américains tombaient malades et si une politique réaliste n'était pas mise en œuvre pour combattre cette tendance, la situation pourrait devenir financièrement catastrophique. Pour trouver une solution à cette crise, le Sénat mit sur pied un comité spécial présidé par le sénateur George S. McGovern.

Avec d'éminents spécialistes de la médecine et de la nutrition de l'époque, les membres du comité recueillirent des informations sur les aliments et la santé dans le monde entier et étudièrent les causes de l'augmentation des maladies. Les résultats et les données furent compilés dans les 5 000 pages du Rapport McGovern.

Le rapport concluait que de nombreuses maladies étaient dues à de mauvaises habitudes alimentaires. Sa publication obligea les Américains à changer de cap. Ils ne pourraient pas être en bonne santé s'ils ne modifiaient pas leurs habitudes alimentaires.

À cette époque là, aux États-Unis, un régime riche en protéines et en matières grasses, par exemple un gros bifteck ou de la viande hachée riche en graisse pour le dîner, était assez habituel. Les protéines sont précieuses car elles jouent un rôle fondamental pour muscler le corps. Pour cette raison, on pensait que consommer des aliments riches en protéines animales était bon, non seulement pour les athlètes et les enfants en pleine croissance, mais aussi pour les personnes faibles et pour les personnes âgées. Même au Japon, l'idée profondément enracinée que « la viande est la source de l'énergie » est la conséquence du régime alimentaire des Américains.

Le Rapport McGovern a non seulement réfuté cette croyance courante, mais il a aussi décrit le régime alimentaire idéal qui n'est rien d'autre que le régime alimentaire japonais pendant la « Période Genroku » (1688-1703), à savoir un plat principal de céréales avec en complément, par exemple des légumes de saison, des algues et des petits poissons en quantité limitée pour les protéines. Les avantages que les Japonais tiraient de leur nourriture pour leur santé commencèrent à attirer l'attention du monde entier.

L'idée suivant laquelle, en l'absence de viande, vos muscles ne se développeront pas est manifestement fausse. Comme preuve, regardez simplement la nature. On pourrait penser que les lions, qui sont carnivores, auraient des muscles extraordinaires. Cependant, en réalité, des herbivores, comme les chevaux et les cerfs, ont des muscles bien plus développés que ceux des lions. Les lions et les tigres n'ont pas suffisamment de force pour poursuivre longtemps leur proie. Aussi passent-ils à l'action en un instant. Ils attrapent et tuent leur proie grâce à leur grande rapidité. Ils agissent ainsi parce qu'ils savent d'instinct que lorsqu'il est question d'endurance, ils ne sont pas de taille à lutter avec ces herbivores dont les muscles sont plus développés.

C'est également faux de dire que nous ne grandirons pas si nous ne mangeons pas de viande. Les éléphants et les girafes, qui sont des herbivores, sont bien plus grands que les lions et les tigres.

Certes la viande accélère la croissance. La croissance rapide et la maturité des enfants au cours des dernières décennies peuvent être attribuées à une consommation plus forte de protéines animales. Néanmoins une alimentation carnée comporte aussi des dangers. Une fois que vous atteignez un certain âge, la croissance fait place au vieillissement. La viande peut accélérer la croissance, mais elle accélère aussi le processus de vieillissement.

Peut-être n'êtes-vous pas disposé à réduire votre consommation de viande. C'est pourquoi, avant de fermer votre esprit (et ce livre), lisez ce qui suit.

Six raisons pour lesquelles un régime riche en protéines nuit à votre santé

1. Les toxines provenant de la viande donnent naissance à des cellules cancéreuses.

Chaque cellule contient de l'ADN (acide désoxyribonucléique), une substance chimique qui contient la carte du corps et de ses fonctions. Les sous-produits toxiques de l'excès de graisse animale et de la digestion des protéines peuvent porter atteinte à l'ADN, en rendant les cellules cancéreuses. Les cellules cancéreuses commencent à proliférer d'elles-mêmes. Notre sang contient des globules rouges, des globules blancs et des lymphocytes. Les globules blancs et les lymphocytes attaquent des ennemis tels que les bactéries et les virus, en les détruisant ou en les rendant inoffensifs. Quand ces globules blancs sont endommagés le mécanisme de défense de première ligne que possède le corps fonctionne mal, ce qui peut avoir pour résultat des infections et l'apparition de cellules anormales cancéreuses.

2. Les protéines provoquent des réactions allergiques.

Les protéines qui n'ont pas été transformées en nutriments et traversent la paroi intestinale entrent dans le système sanguin en tant que substance étrangère. C'est ce qui se passe souvent chez les jeunes enfants. Le corps réagit comme s'il s'agissait d'une substance étrangère, ce qui cause une réaction allergique. Ce genre d'allergie aux protéines est le plus souvent provoqué par le lait et les œufs. La prise excessive de protéines animales et les réactions allergiques qui en résultent provoquent des cas de plus en plus nombreux de dermatite atopique, d'urticaire, de maladie du collagène, de rectocolite hémorragique et de maladie de Crohn.

3. Les protéines en excès fatiguent le foie et les reins.

Les protéines en excès dans le corps doivent être dégradées et éliminées par l'urine. Elles sont une lourde charge pour le foie et les reins.

4. L'apport excessif de protéines provoque une carence en calcium et de l'ostéoporose.

Quand les acides aminés sont produits dans le corps en grandes quantités, le sang devient acide et a besoin de calcium pour neutraliser l'acidité. Ainsi la consommation excessive de protéines a pour résultat la perte de calcium. De plus, le taux de phosphore dans la viande est très élevé et le sang doit maintenir le rapport calcium/phosphore entre 1/1 et 1/2. Un régime qui augmente le taux de phosphore oblige le corps à prélever du calcium dans les dents et dans les os pour maintenir l'équilibre. De plus, quand on a beaucoup de phosphore et de calcium, le phosphore et le calcium se lient, produisant du phosphate de calcium. Le corps ne peut absorber ce composé. Aussi est-il excrété, ce qui est une perte supplémentaire de calcium et prédispose à l'ostéoporose. C'est pourquoi de nombreuses personnes dans les pays où le régime alimentaire est riche en protéines animales souffrent d'ostéoporose : la porosité des os est la conséquence d'une déplétion calcique.

5. Un excès de protéines peut provoquer un manque d'énergie.

Il faut beaucoup d'énergie pour digérer les aliments. Les protéines en excès ne sont pas complètement métabolisées et, par conséquent, ne sont pas absorbées, ce qui cause des putréfactions intestinales et l'apparition de sous-produits toxiques. Il faut énormément d'énergie pour les neutraliser. Le recours à une grande quantité d'énergie a pour conséquence la formation de radicaux libres. Les radicaux libres sont responsables du processus de vieillissement, du cancer, des cardiopathies et de l'athérosclérose.

6. Un excès de protéines peut contribuer au syndrome de l'enfant hyperactif.

Des études effectuées ces dernières années montrent une augmentation du nombre d'enfants qui sont incapables de se concentrer et qui ont tendance à faire des colères. La nourriture peut influer de façon significative sur le comportement d'un enfant et sa socialisation. Les enfants ont de plus en plus tendance à consommer de grandes quantités d'aliments industriels chez eux et à l'école. Non seulement ces aliments contiennent divers additifs, mais les aliments traités ont tendance à acidifier l'organisme. Les protéines animales et le sucre raffiné sont également consommés en quantités de plus en plus importantes, alors qu'on mange peu de légumes. Les protéines animales et le sucre exigent plus de calcium et de magnésium, ce qui aboutit à un déficit en calcium. L'insuffisance de calcium agresse le système nerveux et contribue à la nervosité et à l'irritabilité.

Ce que peuvent vous apprendre votre estomac et votre intestin

Au Japon, à ce qu'on prétend, on peut réellement deviner d'après les traits du visage le mode de vie d'une personne. On connaît l'expression : « C'est écrit sur son visage. » Tout comme les traits du visage peuvent être beaux ou laids suivant les expériences qu'a eues une personne et son état d'esprit, l'estomac et l'intestin possèdent certaines caractéristiques qui révèlent l'état de santé.

Une personne en bonne santé a un tractus digestif très propre. Son estomac a une muqueuse uniformément rose sans saillies ou irrégularités à la surface et les vaisseaux sanguins sous la muqueuse ne sont pas visibles. De plus, comme la muqueuse d'une personne en bonne santé est transparente, elle brille quand elle réfléchit la lumière de l'endoscope. L'intestin d'une personne en bonne santé est également rose, il est extrêmement souple et ses replis sont réguliers.

Quand on est enfant, on a toujours un appareil digestif sain, mais il se modifie suivant le régime alimentaire et le mode de vie quotidiens.

L'estomac d'une personne en mauvaise santé est couvert de taches et, dans certains endroits, il est rouge et gonflé. De plus quand l'estomac commence à faire une inflammation chronique ou aiguë de la muqueuse, ce qui est courant aussi bien chez les Américains que chez les Japonais, la paroi de l'estomac s'amincit et les vaisseaux sanguins apparaissent sous la muqueuse.

En outre quand la muqueuse gastrique commence à s'atrophier ou à s'amincir, les cellules superficielles essaient de compenser en se multipliant dans certaines zones, ce qui donne à la paroi gastrique un aspect bosselé. Quand on arrive à ce point, le cancer n'est pas loin. Dans un intestin en mauvais état, parce que les muscles des parois intestinales deviennent épais et perdent leur souplesse, des plis irréguliers se forment, ce qui provoque des étranglements dans certains endroits, comme sous l'effet d'élastiques.

Les gens qui ont des « maladies latentes » mais qui n'ont pas encore commencé à souffrir ou à avoir des problèmes pourraient être peu enclins à réduire leur consommation de viande. Peut-être très peu d'Américains en pleine forme tiendront-ils compte de mes conseils. Pourquoi ? La plupart d'entre eux sont sans doute incapables de renoncer à la viande. Les pressions sociales sont trop fortes. Ils ont peut-être compté sur la viande comme plat de résistance durant toute leur vie et ils ne savent pas quoi manger d'autre. Autre raison : ils ne voient pas quel est l'état de leur propre intestin.

Quand l'extérieur de notre corps commence à changer, nous avons tendance à prendre ces changements plus au sérieux. La perte des cheveux, l'apparition des rides, les bourrelets de graisse ou l'affaissement de la peau tracassent les gens et les incitent à consacrer du temps et à dépenser de l'argent pour essayer d'y remédier. Quand il s'agit de changements à l'intérieur du tube digestif, ce qui est loin des yeux ne les préoccupe pas. Les gens ont tendance à croire que s'ils ne ressentent pas de vives douleurs dans le ventre, tout doit très bien aller à l'intérieur. Ils ne font rien pour soigner leur estomac et leur intestin, qui continuent à se détériorer. Cependant, quand elles tombent malades, de nombreuses personnes regrettent de n'avoir pas changé leur style de vie pour prévenir la maladie.

Pour ma part, je m'intéresse davantage aux changements qui se produisent à l'intérieur du corps qu'à ceux qu'on aperçoit à l'extérieur. Une des raisons, c'est que mon coloscope me permet de *voir* à l'intérieur. Mais c'est surtout parce que je sais que les modifications à l'intérieur sont en rapport direct avec la santé globale de la personne.

Mes patients qui suivent sérieusement *Le régime Shinya* le font parce qu'ils savent que leur vie en dépend. Pour ceux qui ont déjà eu un cancer, un style de vie sain, qui a pour résultat la réduction du taux de récidive à 0 %, a la priorité sur tout le reste. Mais j'aimerais faire mieux, c'est-à-dire passer d'un taux de récidive de 0 % à un taux de maladie de 0 % en faisant suivre aux personnes qui souffrent de maladies latentes ce nouveau mode de vie sain.

Pour parvenir à cet objectif, il faut bien comprendre quelles modifications se produisent dans l'intestin quand on continue à manger de la viande.

Si la consommation de la viande nuit à l'intestin, c'est surtout parce que la viande ne contient pas de fibres alimentaires mais une grande quantité de matières grasses et de cholestérol. En plus un régime carné fait s'épaissir et se durcir graduellement les parois du côlon. Ce phénomène se produit parce que le manque de fibres alimentaires dans la viande aboutit à une diminution significative des selles, ce qui oblige le côlon à faire plus d'efforts pour évacuer la petite quantité de déchets. En d'autres termes les mouvements péristaltiques excessifs renforcent et épaississent les muscles de la paroi intestinale. Le côlon devient moins souple et plus court.

Quand les parois du côlon épaississent, la lumière du côlon rétrécit. Bien que la pression interne dans le côlon devenu moins souple et moins large augmente, quand de grandes quantités de graisse sont ingérées en plus des protéines animales, la couche de graisse autour du côlon épaissit, ce qui augments la pression sur la paroi intestinale. Et quand cette pression interne augmente, la muqueuse est repoussée vers l'extérieur et forme des cavités semblables à des poches appelées « diverticules ». Cet état pathologique se nomme diverticulose.

Alors, les selles qui sont normalement peu importantes ont plus de difficulté à circuler dans le côlon. En conséquence, dans le côlon s'accumulent des résidus fécaux qui stagnent. Ils s'accumulent comme s'ils adhéraient aux parois du côlon et, en cas de diverticulose, ils remplissent les diverticules. Aussi l'évacuation est-elle encore plus difficile.

Les résidus fécaux qui s'accumulent dans les diverticules, ou entre les plis des parois, produisent des toxines, ce qui provoque des mutations génétiques des cellules dans ces zones et finalement des polypes se forment. Les polypes grossissent et peuvent devenir cancéreux.

La différence entre l'intestin des Américains et l'intestin des Japonais

Je suis venu pour la première fois à New York comme interne en chirurgie en 1963. À cette époque la méthode classique pour examiner le côlon était le lavement baryté, procédé qui consistait à injecter du baryum dans le côlon, avant de l'examiner par radiographie. Bien que cette méthode pût révéler s'il y avait ou non un gros polype, elle ne pouvait pas renseigner en détail sur l'état interne du côlon. De plus, une laparotomie – une incision importante de la paroi abdominale – était nécessaire pour enlever le polype si on en avait découvert un. Pour le patient une laparotomie était pénible, psychologiquement et physiquement. De plus, pour savoir si le polype était bénin ou cancéreux, le chirurgien devait regarder à l'intérieur du côlon pendant l'opération.

Il existait un endoscope appelé anuscope à l'époque, mais c'était un tube métallique droit, pareil à un tuyau, et en dépit de tous leurs efforts, les médecins qui pratiquaient l'examen ne pouvaient voir qu'à environ 20 cm à l'intérieur à partir de l'anus.

En 1967, j'ai acheté un œsophagoscope (utilisé pour l'examen de l'œsophage) fait au Japon et j'ai découvert une façon d'utiliser cet instrument en fibre de verre pour examiner le côlon. Ce fut mon premier coloscope.

Plus tard, quand un long instrument (185 cm) réservé à l'examen du côlon a été mis au point, je l'ai acheté et je m'en suis servi pour examiner mes patients. Quand j'ai examiné le côlon d'un Américain pour la première fois, j'ai été stupéfait de voir comme il était en mauvais état.

Avec un régime carné, le côlon des Américains était nettement moins souple et plus court que le côlon des Japonais. En plus du fait que la lumière était plus étroite, des bosses en forme d'anneaux s'étaient formées dans certains endroits, comme sous la pression d'élastiques. Il y avait aussi de nombreux diverticules et souvent des accumulations de résidus fécaux.

Une telle dégradation de l'état de l'intestin a pour conséquences non seulement des maladies comme le cancer du côlon, mais aussi des polypes coliques et des diverticules. De nombreuses personnes, dont l'intestin n'est pas en bon état, tombent malades et souffrent de maladies liées à leur style de vie : fibromes, hypertension, artériosclérose (durcissement des artères), cardiopathies, obésité, cancer du sein, cancer de la prostate, diabète, etc. Quand l'intestin est en mauvais état, le corps s'affaiblit graduellement de l'intérieur.

De nombreux Américains avaient des problèmes de côlon et, à l'époque, on disait qu'une personne sur dix avait des polypes. Dans le département de chirurgie où j'étais interne, l'ablation des polypes du côlon constituait environ un tiers de toutes les opérations. La situation était telle qu'on pratiquait chaque jour des laparotomies simplement pour enlever de minuscules polypes mesurant de 1 à 2 cm. J'en étais venu à me demander s'il n'y avait pas un moyen d'enlever les polypes sans faire subir aux patients une opération aussi pénible.

À cette époque au Japon, on commençait à utiliser un « fibroscope à gastrocaméra » fait de fibre de verre avec un objectif fixé à son extrémité. Aussi, en juin 1968, ai-je demandé à un fabricant japonais de concevoir un fil métallique que l'on pourrait insérer dans un coloscope et utiliser pour enlever les polypes sans ouvrir l'abdomen. En 1969, après avoir consulté à maintes reprises les techniciens de cette compagnie à New York et effectué de nombreux essais, je suis devenu la première personne au monde qui, sans ouvrir l'abdomen, ait réussi une polypectomie – c'est-à-dire l'ablation d'un polype en se servant d'un fil métallique en forme de lasso passé dans un coloscope.

Cette innovation technologique fut alors appliquée à l'ablation des polypes de l'estomac, de l'œsophage et de l'intestin grêle. Lorsque mes cas de polypectomie coloscopique furent signalés à la Conférence de la Société de chirurgie à New York en 1970 et à la Conférence Américaine d'Endoscopie chirurgicale en 1971, une nouvelle spécialité chirurgicale appelée « endoscopie chirurgicale » fut créée.

Plus de trente ans se sont écoulés depuis lors. Pendant ce temps-là, comme j'ai continué de travailler à la fois aux États-Unis et au Japon, j'ai observé des changements dans l'appareil digestif des Américains et des Japonais.

Au début des années soixante le Japon allait connaître une période de croissance rapide : il apprenait à rattraper et à surpasser l'Amérique dans bien des domaines. Vers 1961, quand on introduisit le lait dans les cantines scolaires au Japon, les Japonais se mirent à consommer quotidiennement des produits laitiers comme le fromage et le yaourt. En même temps, les légumes et le poisson qui constituaient l'essentiel de leurs repas, commencèrent à être supplantés par des protéines animales. Ainsi, petit à petit, le régime alimentaire japonais s'est transformé en un régime riche en protéines et en lipides avec principalement des hamburgers, des steaks et du poulet frit. Cette tendance se poursuit.

À l'opposé, après la publication du Rapport McGovern de 1977, de nombreux Américains ont entrepris d'améliorer leur régime alimentaire. Les différences de régime sont évidentes quand on compare l'état de l'intestin des Américains et des Japonais.

De nos jours, à cause des changements d'habitudes alimentaires l'intestin des Japonais, jadis propre et sain, ressemble beaucoup à l'intestin des Américains qui ont un régime carné.

Par ailleurs, de nombreux Américains qui ont réfléchi à leur santé et qui ont réformé leur régime riche en protéines et en lipides ont manifestement amélioré l'état de leur intestin. En conséquence, depuis 1990, le taux de polypes et de cancers du côlon a chuté – ce qui prouve que l'on peut améliorer la santé de l'intestin en modifiant ses habitudes alimentaires.

Le taux de cancer de l'estomac au Japon est dix fois plus élevé qu'aux États-unis

Étant donné que dans le passé la culture américaine a mis l'accent sur l'alimentation carnée, l'intestin des Américains est en général en moins bon état que celui des Japonais. Cependant, l'estomac de nombreux Japonais est, en fait, en plus mauvais état que celui des Américains. Après avoir examiné l'estomac des Américains et des Japonais, je me suis aperçu que les Japonais courent un risque 20 fois plus grand d'avoir une gastrite atrophique (la muqueuse de l'estomac s'amincit). Or, comme la gastrite atrophique augmente le risque d'avoir un cancer de l'estomac, le taux de cancer de l'estomac est 10 fois plus élevé au Japon qu'aux États-Unis.

Aux États-Unis comme au Japon, l'obésité est actuellement un problème grave. Cependant il n'y a pas autant d'obèses au Japon qu'aux États-Unis. C'est vrai même quand vous considérez le sumo. Le devoir du sumotori est de prendre du poids, mais il n'y a aucun sumotori japonais qui ait un corps semblable à celui de Konishiki (un lutteur de sumo américain né à Hawaii, qui pesait plus de 300 kilos et qui atteignit presque le rang le plus élevé dans sa catégorie.)

Les Japonais ne peuvent pas devenir aussi obèses que les Américains parce que, avant d'en arriver à ce point, les Japonais commencent à avoir des problèmes d'estomac, ce qui les empêche de manger davantage. En d'autres termes, la raison pour laquelle les Américains peuvent devenir beaucoup plus gros que les Japonais, c'est que leur système digestif est beaucoup plus résistant.

En examinant les estomacs avec mon endoscope, j'ai découvert des différences considérables quand il s'agit de la façon dont les symptômes sont ressentis. Quand j'examine des Japonais, même si leur état n'est pas très grave, ils se plaignent d'avoir des douleurs d'estomac, d'être très mal à l'aise et d'avoir des brûlures d'estomac. Chose intéressante, je me suis aperçu que les Américains, même si leur estomac ou la muqueuse de leur œsophage est considérablement enflammée, se plaindront rarement autant que les Japonais de brûlures d'estomac ou d'autres problèmes.

De telles différences se produisent notamment à cause de la quantité de vitamine A qui se trouve dans les aliments aux États-Unis. Celle-ci protège non seulement la muqueuse de l'estomac, mais toutes les muqueuses, telles que celles de l'œil et de la trachée. L'huile contient beaucoup de vitamine A. On pourrait dire que le régime alimentaire au Japon s'est davantage occidentalisé, mais la quantité de certains aliments comme l'huile, le beurre et les œufs que consomment les Japonais est bien inférieure à la quantité que consomment les Américains. Si vous pensez à la santé de votre corps dans son ensemble, ces types d'aliments ne sont pas bénéfiques pour votre organisme. Mais si vous considérez seulement la protection des muqueuses, ils ont certains effets positifs.

Les Américains ont un meilleur appareil digestif, peut-être parce qu'ils ont plus d'enzymes digestives. Les enzymes digestives dégradent les aliments et facilitent l'absorption des nutriments. Le nombre d'enzymes digestives détermine la qualité de la digestion et de l'absorption. La digestion et l'absorption s'effectuent au fur et à mesure que diverses enzymes digestives sont libérées à chaque étape de la digestion. Cela se passe tout d'abord au niveau de la bouche avec la salive, puis au niveau de l'estomac, du duodénum, du pancréas et de l'intestin grêle. Dans ce cas, si chaque organe sécrète assez d'enzymes digestives, alors la digestion et l'absorption se dérouleront sans difficultés. Cependant si une quantité insuffisante d'enzymes digestives est sécrétée, la digestion sera difficile, ce qui imposera un plus gros travail aux autres organes.

De nombreux Japonais ressentent facilement des symptômes tels que des douleurs d'estomac ou une gêne, même si l'état de leur estomac n'est pas vraiment mauvais, parce qu'à l'origine ils ont moins d'enzymes digestives que les Américains.

Les Japonais ont tendance à prendre des médicaments pour l'estomac dès que l'état de leur estomac les inquiète, ce qui n'est pas le cas des Américains. Cependant, ce que prennent les Américains, ce sont des compléments d'enzymes digestives. Mais ces compléments ne sont pas en vente dans le commerce au Japon, on ne peut les obtenir que sur ordonnance quand le médecin le juge nécessaire. Aux États-Unis les enzymes digestives sont des compléments extrêmement en vogue. On peut facilement les acheter dans les magasins de produits diététiques et dans les supermarchés.

En réalité les médicaments pour supprimer l'acidité de l'estomac accélèrent encore la détérioration de la muqueuse gastrique. Des antiacides et des médicaments pour l'estomac comme des inhibiteurs H2 et des inhibiteurs de la pompe à protons sont très en vogue. La publicité vante leur efficacité comme suppresseurs des sécrétions acides. Cependant si l'on supprime l'acidité de l'estomac par des médicaments, la muqueuse gastrique s'atrophie et il en résulte ce que nous avons déjà signalé : l'atrophie de la muqueuse gastrique progresse et cet état peut aboutir au cancer de l'estomac.

Si vous avez des douleurs d'estomac ou si vous éprouvez une certaine gêne, je vous en prie consultez votre médecin et faites-lui prescrire les compléments d'enzymes appropriées selon vos symptômes. Ou cherchez-en dans un magasin diététique, en lisant soigneusement les étiquettes. En prenant des compléments d'enzymes digestives, l'état de votre estomac s'améliorera sensiblement.

Plus vous prenez d'antiacides, plus votre estomac sera en mauvais état

Il y a deux endroits dans le corps humain où un milieu extrêmement acide exerce un rôle protecteur. L'un est l'estomac et l'autre le vagin de la femme. Ces deux endroits ont tous deux un niveau d'acidité élevé (pH de 1,5 à 3), leur fonction principale étant de tuer les bactéries.

Quand une femme prend un bain ou a des relations sexuelles, des bactéries entrent dans son vagin et les lactobacilles de son vagin produisent des sécrétions acides qui tuent les bactéries envahissantes.

Des bactéries pénètrent également dans l'estomac quand vous mangez. On estime que de 300 à 400 milliards de bactéries pénètrent dans l'estomac à chaque repas. Le suc gastrique acide tue la plupart de ces bactéries.

En d'autres termes, l'estomac et le vagin doivent produire une sécrétion acide suffisamment forte pour détruire les bactéries qui s'y introduisent. Souvent, lorsque le suc gastrique acide indispensable est tamponné par un médicament, des bactéries chargées de toxines transitent par l'estomac jusque dans les intestins où elles peuvent causer de la diarrhée et diverses maladies.

Si la sécrétion de suc gastrique acide est supprimée, la sécrétion de pepsine et d'acide chlorhydrique, qui activent les enzymes digestives, est également supprimée, ce qui a pour résultat la dyspepsie. De plus, l'insuffisance d'acidité rend plus difficile l'absorption du fer et de minéraux tels que le calcium et le magnésium. Ainsi les personnes qui ont eu une gastrectomie (ablation partielle ou totale de l'estomac) à cause d'ulcères ou de cancer à l'estomac sont toujours anémiques, parce que lorsque leur estomac a été enlevé à la suite d'une intervention chirurgicale, elles n'ont plus de sécrétions acides et sont incapables d'absorber le fer.

De plus, l'inhibition des sécrétions détruit l'équilibre bactérien dans l'intestin. Il en résulte un affaiblissement du système immunitaire. On dit qu'approximativement 100 milliards de bactéries de quelque 300 espèces différentes résident dans l'intestin humain. Parmi elles, il y a ce qu'on appelle les bonnes bactéries comme le *Lactobacillus bifidus* (*bifidobacterium*) et les bactéries pathogènes. Cependant la majorité des bactéries de l'intestin ne sont ni bonnes ni mauvaises. Ce sont des bactéries intermédiaires. Ces bactéries intermédiaires ont des propriétés uniques, de telle sorte que, si le nombre de bonnes bactéries dans l'intestin se multiplie, ces bactéries intermédiaires deviennent de bonnes bactéries ; alors que, si le nombre de mauvaises bactéries se multiplie, les bactéries intermédiaires deviennent de mauvaises bactéries. Ainsi les bactéries intermédiaires font pencher la balance du côté des bonnes ou du côté des mauvaises bactéries. Cet équilibre détermine la santé globale du milieu intestinal.

Si la sécrétion de suc gastrique acide est insuffisante, les enzymes digestives ne peuvent pas être activées. Il en résulte que des aliments non digérés vont droit dans les intestins. Les aliments qui auraient dû être d'abord digérés et absorbés dans l'intestin grêle se retrouvent dans le côlon sans avoir été digérés. La température à l'intérieur du côlon humain est de 37 °, ce qui est équivalent à la chaleur au milieu de l'été. Les aliments non digérés se décomposent et une fermentation anormale se produit. En conséquence, le nombre de bactéries pathogènes se multiplie de façon anormale dans le côlon, affaiblissant le système immunitaire.

Plus vous prenez d'antiacides, plus cela porte atteinte à votre organisme. Pour éviter ces dommages, il vous faut *prévenir* les brûlures d'estomac et les ballonnements qui vous incitent à prendre des antiacides. Si vous comprenez la cause des brûlures d'estomac et des ballonnements, vous pouvez les empêcher en prenant simplement quelques précautions.

Les brûlures d'estomac se produisent quand le suc gastrique acide remonte dans l'œsophage. L'œsophage est sensible à cette sécrétion, parce que c'est un milieu typiquement alcalin. Ainsi quand le suc gastrique acide remonte dans l'œsophage, vous avalez sans en avoir conscience votre salive alcaline, faisant refluer le suc gastrique. Cependant quand vous mangez trop ou avez une indigestion, cela fait remonter le suc gastrique acide, si bien qu'il a du mal à refluer avec la salive. II en résulte des ulcérations longitudinales. Dans cette situation, si les sécrétions acides de l'estomac remontent dans l'œsophage, c'est comme lorsque l'on met de l'alcool sur une blessure : vous ressentez une gêne et des douleurs qu'on appelle généralement brûlures d'estomac. Le soulagement que vous éprouvez après avoir pris des antiacides provient de la suppression des sécrétions acides de l'estomac.

En d'autres termes, pour supprimer les brûlures d'estomac, tout ce que vous avez à faire, c'est d'empêcher ce qui se trouve dans l'estomac de remonter dans l'œsophage. Pour y parvenir, vous devez tout d'abord vous abstenir de trop manger et de trop boire, et vous devez moins fumer, moins boire d'alcool et de café. Il faut également finir de dîner quatre ou cinq heures avant de se coucher afin que votre estomac soit vide quand vous vous endormez.

Certaines cellules de la tunique muqueuse gastrique sécrètent les sucs acides de l'estomac. Cependant si on continue de prendre des antiacides pour supprimer ces sécrétions, les cellules concernées deviennent de plus en plus petites et de moins en moins actives. C'est ce qu'on appelle l'atrophie de la muqueuse. Au fur et à mesure que celle-ci s'aggrave, la tunique muqueuse de l'estomac s'amincit, ce qui provoque un état inflammatoire – l'atrophie gastrique. Les estomacs qui en souffrent deviennent facilement le foyer de l'*Helicobacter pylori* et d'autres types de bactéries, ce qui aggrave progressivement l'inflammation et, pour finir, provoque un cancer de l'estomac.

L'infection par l'*Helicobacter pylori* est habituelle aux États-Unis et les personnes qui en sont infectées courent un risque deux à six fois plus grand d'avoir un cancer de l'estomac. Les

Helicobacter pylori peuvent se dissimuler soit dans les cellules des muqueuses, soit dans le mucus qui protège des sécrétions acides la tunique muqueuse de l'estomac. Puisqu'on contracte l'*Helicobacter pylori* par voie orale, le taux d'infection s'accroît avec l'âge et on estime que le taux d'infection chez les gens de plus de 50 ans est de 50 %.

Une infection due à l'*Helicobacter pylori* n'aboutit pas toujours à un cancer de l'estomac, mais pour empêcher l'*Helicobacter pylori* de se multiplier, il est préférable d'éviter autant que possible de prendre des médicaments pour l'estomac, y compris des antiacides.

Tous les médicaments sont des substances étrangères pour le corps

Les Américains prennent des médicaments avec trop de désinvolture. Bien qu'ils puissent être nécessaires pour traiter certains états, je crois que tous les médicaments, qu'ils soient ou non prescrits par un médecin, sont dans l'ensemble dangereux à long terme. Certaines personnes croient que la phytothérapie n'a pas d'effets secondaires et est toujours bénéfique, mais c'est également une erreur. Qu'il s'agisse de substances chimiques ou de phytothérapie, cela ne change rien au fait que les médicaments en général sont étrangers au corps.

La dernière fois que j'ai été malade, c'était à l'âge de 19 ans, quand j'ai attrapé la grippe. Je n'ai guère pris de médicaments dans ma vie. Je suis comme le serin dans la mine de charbon. Puisque je ne prends pas de médicaments depuis plusieurs décennies, que je ne bois pas d'alcool, que je ne fume pas et que je mange seulement des aliments qui ne contiennent pas d'engrais chimiques ou d'additifs, je réagis violemment même à une dose infime de médicament, s'il m'arrive d'en prendre. Par exemple, si je bois de la soupe au miso qui contient des condiments chimiques, mon pouls s'accélère et mon visage devient tout rouge. Même si je bois seulement une tasse de café, ma tension monte de 1 à 2 points.

De nos jours, de nombreuses personnes qui, comme moi, réagissent quand elles prennent même des petites doses de médicaments, sont cataloguées comme « hypersensibles aux médicaments », mais je considère que cette qualification est tout à fait inappropriée. Le corps humain se comporte ainsi à l'état de nature. Comme la plupart des gens consomment régulièrement de l'alcool, du tabac, de la caféine, des boissons gazeuses, et mangent une nourriture qui contient des additifs alimentaires et des condiments chimiques, leur corps acquiert une tolérance aux substances chimiques et ne réagit pas à ce genre de stimulation.

Cependant, en qualité de médecin, à l'occasion je prescrivais des médicaments à mes patients quand cela me semblait nécessaire. Puisque les médecins prescrivent des médicaments, ils ont la responsabilité de choisir des médicaments qui imposent au corps un minimum de stress. Pour cette raison, avant de prescrire tout nouveau médicament, j'avais l'habitude de le tester sur mon propre corps, qui réagit avec sensibilité. Cela impliquait que je prenne 1/4 ou 1/8 de la dose prescrite. Alors je voyais comment mon corps réagissait. Je vérifiais ainsi que le remède ne présentait aucun danger en l'essayant sur moi.

Aux États-Unis, les effets secondaires bien connus des médicaments sont répertoriés en détail. Pourtant, si je ne prends pas un médicament moi-même, je ne connaîtrai jamais son véritable effet. Or de nombreux types de médicaments produisent des réactions qui ne sont pas signalées dans la notice explicative. Ainsi je pouvais mentionner à mes patients à la fois ma propre expérience et les effets secondaires énumérés officiellement, et c'était seulement quand ils étaient au courant que je leur prescrivais le médicament.

Cependant, ces dernières années, j'ai cessé d'utiliser mon propre corps pour tester les effets des médicaments, parce qu'un remède particulier que j'ai testé sur moi m'a mis dans un tel état que j'ai cru mourir. Ce médicament était un remède en vogue pour traiter les troubles érectiles chez l'homme.

D'abord j'ai essayé de réduire le comprimé de 50 mg, le plus petit comprimé qui existe, à 1/4 de sa taille. Cependant, il était si dur que je ne pouvais pas le casser malgré tous mes efforts. Je l'ai raclé avec un couteau, j'ai prélevé un peu de poudre que j'ai mise sur mon doigt, puis je l'ai léchée. Bien que la quantité que j'ai prise ne fût même pas 1/7e de la dose normale, j'ai souffert atrocement. Quand j'y pense maintenant, je suis vraiment content de ne pas en avoir pris davantage.

Les effets se sont fait sentir au bout d'environ 10 minutes. D'abord j'ai eu le nez bouché. Puis j'ai commencé à avoir de la peine à respirer ; c'était comme si mon visage enflait. La difficulté à respirer a continué à empirer au point que j'ai cru que j'allais suffoquer et mourir. Pour vous dire la vérité, avoir une érection était la dernière chose à laquelle je pensais. À ce moment-là, comme j'éprouvais une terrible souffrance et une angoisse affreuse, je priai en silence pour ne pas mourir sur-le-champ.

Voilà l'enseignement que j'ai tiré de cette expérience : plus un médicament agit vite, plus il est toxique. Quand vous choisissez un médicament, n'oubliez pas qu'un remède particulièrement efficace qui procure un soulagement immédiat sera beaucoup plus nocif que bien d'autres médicaments.

Même dans le cas de médicaments pour l'appareil digestif, on a constaté un certain nombre d'effets secondaires inattendus. Par exemple, si un homme prend des antiacides tels que des inhibiteurs H2, un dysfonctionnement érectile peut s'ensuivre. On constate également une diminution du nombre des spermatozoïdes. C'est pourquoi je n'exagère pas quand je dis que les problèmes que nous avons constatés récemment à propos de la stérilité masculine peuvent être attribués aux divers antiacides en vente libre.

Parmi les personnes qui ont l'habitude de prendre des médicaments sur ordonnance, certaines ne savent probablement pas quelle sorte de médicaments elles prennent et quels en sont les effets secondaires. Or tout médicament stresse l'organisme, il est donc important de savoir exactement quels sont les risques.

Les brûlures d'estomac sont un avertissement que vous donne votre corps

Au cours des années, j'ai remarqué que mes patientes atteintes d'un cancer du sein avaient souvent l'intestin en mauvais état : par exemple elles avaient des diverticules, elles étaient constipées. On croit qu'il n'y a aucun rapport entre le cancer du sein et le cancer du côlon. Mais d'après mon expérience de praticien, ils sont en réalité étroitement liés.

Les chercheurs essaient désespérément de découvrir la cause du cancer. En réalité il n'y a pas qu'une seule cause. C'est également vrai pour d'autres maladies, car divers facteurs – la nourriture, l'eau, les médicaments, le manque d'exercice, le stress et le milieu dans lequel nous vivons – influencent tous de façon complexe notre organisme et favorisent l'apparition de la maladie.

Étant donné les progrès de la spécialisation dans les différents secteurs de la médecine, on a tendance à s'intéresser à une région particulière du corps, là où une maladie se manifeste. Quand des patients se plaignent de brûlures d'estomac, de nombreux médecins leur conseillent de prendre des médicaments pour supprimer la sécrétion des acides de l'estomac : ils croient que les brûlures d'estomac proviennent de « l'hyperacidité gastrique. » Autrement dit, ils croient que la production de suc gastrique acide est excessive et qu'il faut supprimer cette hypersécrétion avec des médicaments.

Il est vrai que si on supprime la sécrétion de suc gastrique acide, les brûlures d'estomac disparaissent. Mais, comme je l'ai déjà dit, ce genre de traitement aura des effets particulièrement nocifs et imposera un stress à toutes les autres parties du corps. À mon avis, il est erroné de croire que les brûlures d'estomac, le reflux gastro-œsophagien et la mauvaise digestion sont le résultat d'« hyperacidité gastrique ». En fait, *l'excès d'acidité gastrique*, n'existe pas. L'acidité gastrique résulte de la nécessité de maintenir l'équilibre et la santé globale du corps. Si on ne tient pas compte de ces mécanismes naturels du corps en prenant des médicaments, je crains qu'on finisse simplement par raccourcir la vie.

Notre corps est un système très complexe, dont l'équilibre est extrêmement fragile. Il en est de même pour chacune des quelque 60 billions de cellules qui le constituent. Si vous tenez vraiment à votre santé, pensez à votre corps en commençant au niveau de la cellule.

Nos cellules sont toujours remplacées par de nouvelles cellules. Dans certaines parties du corps le remplacement s'effectue complètement en quelques jours, tandis que, dans d'autres parties, le processus peut s'étendre sur plusieurs années. Les cellules finissent toutes par être remplacées. Ces nouvelles cellules sont faites de l'eau et de la nourriture que nous consommons quotidiennement. En conséquence, on peut dire que la qualité de l'eau et de la nourriture que nous consommons détermine notre santé.

Ainsi notre système digestif, qui absorbe la nourriture que nous mangeons et l'eau que nous buvons, a un rôle crucial. Si la nourriture et l'eau sont de mauvaise qualité, l'appareil digestif est le premier à en pâtir. Ensuite les éléments de qualité médiocre qui sont absorbés sont véhiculés par les vaisseaux sanguins dans toutes les cellules. Quelle que soit la qualité de ces éléments, les cellules ne peuvent utiliser que les matériaux qui leur parviennent pour fabriquer de nouvelles cellules. Aussi la qualité de la nourriture et de l'eau détermine-t-elle la santé de tout le corps.

Après avoir découvert que l'état de l'appareil digestif reflète la santé, j'ai demandé à mes patients de remplir un questionnaire sur leur régime alimentaire et leur mode de vie. Je souhaitais ainsi apprendre ce qui était bon et ce qui était mauvais pour le corps sans me laisser influencer par les « connaissances généralement admises » que j'avais faites miennes. Je pus tirer mes propres conclusions en observant les résultats cliniques. Ce qui se passe dans le corps humain est différent de ce qui se produit au cours d'une expérience en laboratoire. La seule façon de découvrir la vérité, c'est d'interroger directement le corps.

Le nombre d'enzymes est la clef de votre santé

Lorsque j'ai comparé les réponses à mon questionnaire et diverses données cliniques, j'ai découvert qu'un seul facteur joue un rôle essentiel dans le maintien de la santé : le facteur enzyme.

Comme je l'ai déjà précisé, « enzyme » est un terme général qui désigne un « catalyseur de protéines produit dans les cellules de tout ce qui vit. » En termes simples, c'est un élément indispensable pour que vive tout ce qui vit.

Qu'il s'agisse d'un animal où d'une plante, partout où il y a de la vie, vous trouverez des enzymes. Par exemple, un germe apparaît dans une graine parce que des enzymes agissent. Des enzymes agissent également quand un bourgeon devient une feuille. De nombreuses enzymes soutiennent les activités de notre corps. La digestion et l'assimilation, le métabolisme qui remplace de vieilles cellules par de nouvelles cellules, la destruction des toxines et la détoxication sont le résultat de l'action des enzymes.

On peut diviser les enzymes qui agissent dans le corps humain et dont il y a plus de 5 000 types en deux grandes catégories : les enzymes qui sont produites à l'intérieur du corps et celles qui proviennent de l'extérieur sous forme de nourriture. Parmi les enzymes qui sont produites dans le corps, environ 3 000 espèces sont produites par les bactéries intestinales.

Un trait commun que l'on trouve chez les gens qui ont un bon système digestif, c'est qu'ils mangent à profusion des aliments frais contenant de nombreuses enzymes. Cela signifie non pas seulement qu'il faille consommer des enzymes en provenance de l'extérieur, mais qu'il faut aussi créer un milieu intestinal favorable pour que les bactéries de l'intestin produisent activement des enzymes.

D'autre part les personnes qui ont un mauvais système digestif ont un trait commun : un mode de vie qui favorise l'épuisement des enzymes. La prise habituelle d'alcool et de tabac, l'excès de nourriture, la consommation d'aliments qui contiennent des additifs, un environnement stressant et l'usage de médicaments nécessitent une grande quantité d'enzymes qui sont détruites. Parmi les autres facteurs négatifs, citons la malbouffe à l'origine de toxines dans le côlon, l'exposition aux rayons ultraviolets et aux ondes électromagnétiques qui produisent des radicaux libres exigeant la détoxication par les enzymes, et enfin le stress au niveau émotionnel.

Tout ceci nous apprend qu'il est nécessaire d'adopter un style de vie qui accroît les enzymes au lieu de les épuiser. C'est le fondement du *Régime et du Mode de Vie Respectueux des Enzymes* que je recommande.

Si un corps possède des enzymes en abondance, son énergie vitale et son système immunitaire sont renforcés. Évitez d'épuiser les enzymes de votre corps – maintenez votre capital enzymatique – et vous aurez une bonne santé.

Actuellement, seul un organisme vivant peut produire des enzymes. Bien que nous puissions fabriquer artificiellement des aliments qui contiennent des enzymes – par exemple les aliments fermentés – ce sont en fait des micro-organismes tels que les bactéries qui produisent ces enzymes. Ainsi, même si nous pouvons créer un milieu où des micro-organismes produisent des enzymes, nous ne pouvons pas artificiellement synthétiser les enzymes et les fabriquer nous-mêmes.

C'est pourquoi Le régime Shinya met l'accent sur l'importance de la nourriture. Comme je l'ai déjà dit, consommer des aliments riches en enzymes crée un milieu intestinal qui permet aux bactéries de l'intestin de produire des enzymes. Si tout ce qui est vivant a un potentiel enzymatique prédéterminé, il devient encore plus indispensable pour nous qui, de nos jours, vivons dans un environnement stressant et pollué, de consommer et d'utiliser efficacement des enzymes produites par d'autres organismes vivants.

On en revient toujours aux enzymes souches

Bien que j'aie parlé des « enzymes » en employant un seul terme, plus de 5 000 espèces d'enzymes sont nécessaires pour nos différentes activités. Il existe de nombreuses espèces d'enzymes parce que chaque enzyme n'a qu'une seule fonction.

Par exemple l'amylase, enzyme digestive que l'on trouve dans la salive, réagit seulement à l'amidon, alors que la pepsine, que l'on trouve dans le suc gastrique, réagit seulement aux protéines.

Si vous considérez les choses de cette façon, une question se pose : quelle que soit la quantité d'enzymes complémentaires que nous ayons à notre disposition grâce à la nourriture et aux bactéries intestinales, comment pouvons-nous être certains que nous consommons la « bonne espèce » d'enzyme, celle dont notre corps a besoin à un moment donné ?

Le fait est que, même si vous mangez des aliments riches en enzymes, ces enzymes ne sont pas habituellement absorbées et utilisées directement par le corps. Certaines enzymes, par exemple celles que l'on trouve dans le radis chinois et les patates douces, agissent directement sur les organes de la digestion tels que la bouche et l'estomac. Mais ce sont des exceptions. La plupart des enzymes alimentaires sont décomposées par le processus de la digestion et absorbées par l'intestin sous forme de peptides et d'acides aminés.

Vous pouvez vous demander pourquoi ces enzymes sont importantes si vous ne pouvez pas les absorber et les utiliser directement. Mais là n'est pas la question. Les données cliniques que j'ai recueillies montrent clairement que les personnes dont le régime alimentaire est riche en enzymes ont également un niveau élevé d'enzymes dans le corps.

Aussi que se passe-t-il dans le corps pour qu'il produise ces enzymes ? Maintenant je vais exposer ma théorie fondée sur une pratique médicale quotidienne de plus de quarante ans, au cours de laquelle j'ai examiné des centaines de milliers d'appareils digestifs. En étudiant mes données cliniques, j'ai élaboré une théorie selon laquelle il doit y avoir un prototype d'enzyme – une enzyme souche – que j'aime appeler « l'enzyme miracle ».

J'ai commencé à croire qu'il pouvait y avoir un prototype d'enzyme parce que j'ai remarqué que lorsqu'une grande quantité d'une enzyme spécifique était utilisée dans une certaine partie du corps, une pénurie d'enzymes indispensables apparaissait dans d'autres parties du corps. Voici un exemple : lorsqu'on consomme beaucoup d'alcool, un grand nombre d'enzymes sont utilisées pour dégrader l'alcool. Il en résulte une pénurie d'enzymes nécessaires à la digestion et à l'assimilation dans d'autres parties du corps.

De cette observation, j'ai déduit que les milliers d'espèces d'enzymes doivent toutes provenir d'un prototype, qui est produit en premier lieu et qui, pour répondre à un besoin spécifique, est converti en une enzyme spécifique et utilisé là où il est nécessaire.

Les enzymes sont chargées d'assumer toutes les fonctions d'un organisme vivant. Les mouvements de vos doigts, votre respiration, les battements de votre cœur, toutes ces activités sont rendues possibles par l'action des enzymes. Mais le système ne fonctionnerait pas si chaque enzyme destinée à remplir une activité particulière était produite à l'origine sous sa forme définitive, sans tenir compte des besoins du corps qui changent toujours.

Si ma théorie est juste, quand un organe ou une partie du corps utilise une quantité excessive de son stock d'enzymes, le corps aura de la peine à maintenir l'homéostasie, à réparer les cellules et à entretenir le système nerveux, le système endocrinien et le système immunitaire, car cela diminuera le nombre d'enzymes souches et créera ainsi une pénurie d'enzymes dans les autres régions du corps.

L'autre raison pour laquelle je crois à l'existence des enzymes souches, c'est que l'usage habituel d'alcool, de tabac ou de médicaments crée une tolérance à ces substances.

Par exemple, si vous buvez de l'alcool, il est absorbé dans l'estomac et l'intestin, il s'accumule dans le foie et est dégradé par les enzymes spécifiques qui s'attaquent à l'alcool. Plusieurs espèces d'enzymes agissent dans le foie afin d'atteindre cet objectif. Cependant la rapidité avec laquelle l'alcool est dégradé diffère considérablement d'une personne à l'autre. Les personnes qui ont un métabolisme qui dégrade rapidement l'alcool possèdent de nombreuses enzymes prêtes à dégrader l'alcool dans le foie. Ces personnes ont un niveau élevé de tolérance à l'alcool. Par ailleurs les personnes qui ont un faible niveau de tolérance à l'alcool ont trop peu d'enzymes disponibles pour dégrader l'alcool.

Cependant, même les personnes qui au départ avaient une faible tolérance à l'alcool peuvent élever le seuil de tolérance et finir par être capables de devenir de grands buveurs. Quand le foie reconnaît qu'il a besoin d'un grand nombre d'enzymes, le corps s'adapte pour concentrer ses enzymes sur le métabolisme de l'alcool.

Ainsi, le nombre d'enzymes dans une zone particulière du corps change, quand cela s'avère nécessaire. Mais comment est-ce possible ? C'est grâce à l'existence de l'enzyme souche, qui peut se transformer en n'importe quelle espèce d'enzyme. Quand on consomme des aliments qui contiennent des enzymes, les enzymes souches se multiplient, prêtes à servir quand le besoin se fait sentir.

Actuellement, l'existence d'une enzyme souche est encore une théorie, mais les données cliniques que j'ai recueillies en sont des preuves à l'appui.

Pourquoi les médicaments anticancéreux ne guérissent pas le cancer

J'ai déjà mentionné le caractère nocif des médicaments. Ce qui est le plus grave, c'est qu'ils épuisent un nombre considérable d'enzymes souches. De tous les médicaments, ceux qui sont une véritable gageure pour les enzymes souches sont les anticancéreux.

Au cours des traitements actuels on pratique la chimiothérapie pendant une courte période après l'intervention chirurgicale, pour empêcher le cancer de se propager, même si rien ne prouve qu'il y a eu métastase. On empoisonne de nombreuses cellules normales aussi bien que malignes dans l'espoir que le corps régénérera les cellules normales tandis que les cellules anormales, celles qui sont malignes, disparaîtront complètement.

Étant donné que les substances utilisées en chimiothérapie sont des poisons mortels, je refuse de les utiliser sauf dans des situations exceptionnelles. Par exemple, même si on découvre le cancer à l'extérieur du côlon dans les ganglions lymphatiques, je n'aurai pas recours à la chimiothérapie. Mon traitement consistera à exciser chirurgicalement les tissus envahis par le cancer et, une fois les tissus cancéreux enlevés, je commencerai à éliminer ce qui, à mon avis, peut être la cause du cancer de ce patient. Inutile de dire que je demande aux patients de s'abstenir de fumer et de boire de l'alcool, et de cesser complètement de consommer de la viande, du lait et des produits laitiers. Tout en leur faisant suivre *Le régime Shinya*, je leur demande aussi de se rééquilibrer mentalement : ils doivent apprendre à avoir le plus grand nombre possible de pensées et de sentiments qui reflètent la joie de vivre. Ainsi mon traitement a pour objectif d'empêcher la récidive du cancer en renforçant le système immunitaire grâce à l'amélioration de la santé physique et mentale.

Les enzymes sont responsables de la réparation et de la régénération des cellules en préservant le système immunitaire et en permettant toutes les activités vitales. Le nombre d'enzymes souches dans le corps détermine le bon ou le mauvais fonctionnement du système immunitaire.

Je considère que les substances anticancéreuses comme celles utilisées en chimiothérapie sont des poisons, car lorsqu'elles pénètrent dans l'organisme, elles produisent un grand nombre de radicaux libres extrêmement toxiques. De cette manière, ces substances tuent les cellules cancéreuses dans tout le corps. Mais elles ne se contentent pas de tuer les cellules cancéreuses. Au cours du processus, de nombreuses cellules normales meurent également. C'est sans doute en appliquant l'ancien dicton « il faut combattre le feu par le feu » que les médecins combattent le cancer. On peut considérer que les substances utilisées en chimiothérapie sont cancérigènes.

Notre corps s'efforce toujours de maintenir l'homéostasie. C'est pourquoi lorsqu'une grande quantité de radicaux libres toxiques s'accumule dans l'organisme, les enzymes souches de tout le corps se transforment en enzymes chargées d'éliminer ces radicaux libres. Le corps fait de son mieux pour réparer les ravages causés par les radicaux libres.

Il est vrai que de nombreuses personnes ont vaincu le cancer grâce à la chimiothérapie, mais un grand nombre d'entre elles sont jeunes et ont vraisemblablement gardé la plupart de leurs enzymes souches. Le nombre des enzymes souches diminue avec l'âge. Naturellement il y a des différences d'une personne à une autre, mais la chimiothérapie a plus de chances de réussir chez les jeunes, car il leur reste encore assez d'enzymes souches pour se remettre du stress causé par le traitement.

Les effets secondaires bien connus de la chimiothérapie sont le manque d'appétit, les nausées, la perte des cheveux, mais tout cela se produit parce qu'un grand nombre d'enzymes souches servent à détoxiquer l'organisme. Le nombre d'enzymes souches consommées au cours du processus de détoxication après la chimiothérapie doit être considérable.

Lorsqu'il n'y a pas suffisamment d'enzymes digestives, la personne perd l'appétit. En même temps le métabolisme cellulaire ralentit car les enzymes chargées du métabolisme sont en nombre insuffisant et la muqueuse de l'estomac et de l'intestin n'est plus homogène, ce qui provoque des nausées. À la suite d'un déficit en enzymes du métabolisme, la peau pèle, les ongles se cassent et les cheveux tombent. (Bien que ce ne soit pas aussi grave, la même chose se produit quand on absorbe d'autres types de médicaments.)

Au fond, les médicaments ne peuvent pas guérir les maladies. Seul notre style de vie quotidien est le chemin qui mène vraiment à la guérison.

Pourquoi le cancer ne récidive pas, si on adopte *Le régime Shinya*

Des tumeurs se forment quand des cellules anormales se multiplient et constituent une excroissance pathologique. Elles peuvent être des tumeurs bénignes, qui ne se métastasent pas ou ne se disséminent pas dans d'autres parties du corps et dont la croissance est limitée. Ou bien elles peuvent être des tumeurs envahissantes, malignes, c'est-à-dire cancéreuses.

Quand on diagnostique un cancer, la première chose qui vous préoccupe, c'est de savoir s'il y a des métastases. S'il y en a, il devient difficile d'enlever par une opération chirurgicale toutes les zones affectées et d'obtenir une guérison complète.

La métastase, c'est l'apparition du cancer dans une région du corps autre que celle où le cancer s'est d'abord manifesté. En général on dit que le cancer se métastase quand les cellules cancéreuses passent par les ganglions lymphatiques et par les vaisseaux sanguins pour atteindre d'autres organes où elles se multiplient alors. Mais j'ai une conception légèrement différente du processus. Je crois que la multiplication de cellules cancéreuses en un endroit du corps a des répercussions dans d'autres organes, prédisposant tout le corps au cancer.

En général on découvre le cancer quand la tumeur a atteint un diamètre d'au moins un centimètre. Une tumeur se développe à partir d'une cellule cancéreuse qui se multiplie. Il faut plusieurs centaines de millions de cellules pour former une tumeur.

Cela prend donc un certain temps pour qu'une tumeur se forme. Le cancer est une maladie en relation avec le style de vie. Ainsi, l'apparition d'un cancer quelque part signifie qu'il y a toutes les chances pour que des cellules cancéreuses qui n'ont pas encore formé une tumeur se trouvent dans d'autres parties du corps. Ces cellules sont comme une série de bombes à retardement cachées dans votre corps. Ce qui détermine laquelle de ces bombes explosera la première, ce sont des facteurs héréditaires et environnementaux par exemple. Dans le cas d'une personne qui mange beaucoup d'aliments contenant des produits chimiques utilisés en agriculture et des additifs, le foie, qui contrôle le processus de détoxication, pourrait être l'endroit où la bombe explosera en premier. Dans le cas des personnes qui prennent leurs repas à des heures irrégulières et boivent régulièrement du thé ou prennent des antiacides, la bombe située dans leur estomac explosera peut-être la première. Même si le style de vie est identique, l'endroit où la première bombe explosera peut différer selon les facteurs héréditaires. En d'autres termes le cancer n'est pas une maladie localisée, qui affecte seulement une zone du corps. C'est une maladie qui affecte le corps dans son ensemble.

La raison pour laquelle le cancer semble se répandre ou se métastaser, c'est que les bombes cachées dans tout le corps explosent l'une après l'autre avec un certain décalage. En conséquence on peut se demander si l'opération qui consiste à exciser la zone primaire malade, y compris les ganglions lymphatiques et les vaisseaux sanguins, est vraiment la bonne façon de procéder.

On considère qu'il est dangereux de retirer par une opération chirurgicale le cancer de l'endroit où il s'est manifesté en premier, si on ne tient pas compte des métastases. En effet l'opération activera le développement du cancer métastasé dans d'autres parties du corps. Ceci est normal seulement si vous considérez le cancer comme une maladie qui affecte tout le corps. Si l'on retire d'un corps déjà affaibli des organes, des ganglions lymphatiques et des vaisseaux sanguins, il est normal que les fonctions immunitaires de ce corps se dégradent encore plus rapidement.

En cas de cancer du côlon je n'enlève pas la mésentère (un des replis du péritoine qui relient les intestins à la paroi abdominale postérieure) pour empêcher le cancer de gagner les ganglions lymphatiques ou d'autres parties du corps. Je crois qu'il est plus nocif d'enlever les ganglions lymphatiques que de laisser une petite tumeur cancéreuse intacte.

De nos jours les médecins croient que si le cancer n'est pas opéré, l'organe malade ne guérira pas tout seul. Cela ne correspond pas à mon expérience. Le système immunitaire et la force de guérison naturelle que possède le corps semblent être plus puissants que ce qu'on pense communément. La preuve, c'est que mes patients qui ont encore un cancer de petite taille dans leurs ganglions lymphatiques mais qui suivent mon régime alimentaire thérapeutique n'ont pas de récidive.

Si vous améliorez votre régime alimentaire en adoptant Le régime Shinya, les enzymes souches, qui représentent l'énergie vitale, se multiplient sur une grande échelle. En même temps les modes de vie qui épuisent les enzymes souches sont corrigés. Aussi l'avantage est-il double. Le nombre d'enzymes souches est à nouveau suffisant, ce qui renforce le potentiel immunitaire du corps et active les cellules immunitaires pour empêcher la récidive du cancer.

Cette thérapie a ses limites. Si le cancer a déjà atteint son dernier stade, peu importe si vous améliorez votre régime alimentaire ou votre style de vie ou si vous prenez des compléments alimentaires pour renforcer votre système immunitaire ; il est difficile de restaurer complètement les fonctions normales de votre corps. C'est parce que votre stock d'enzymes souches a déjà été épuisé.

Cependant, selon mon expérience clinique, les personnes dont le côlon est envahi à 30 % ou à 50 % par le cancer, n'ont pas de récidive et peuvent retrouver la santé si, après que leur cancer a été opéré, elles adoptent le régime et les habitudes alimentaires adéquats et prennent des compléments au lieu de suivre une chimiothérapie, pour permettre à leurs enzymes souches d'agir avec plus d'efficacité.

La plupart de mes patients viennent d'abord pour un examen de routine. C'est pourquoi je n'examine pas de nombreux patients à un stade de cancer avancé. Cependant, parmi les patients cancéreux qui suivent *Le régime Shinya* après avoir été opérés, pas un seul n'a eu de récidive ou de métastase. Ce fait mérite d'être considéré avec la plus grande attention.

L'effet limité des médicaments

Encore une fois, en fin de compte, la plupart des médicaments ne guérissent pas les maladies. Des médicaments peuvent être utiles en cas de douleur aiguë ou d'hémorragie grave ou en cas d'urgence, afin de supprimer des symptômes tout à fait indésirables. Même moi, je prescris parfois des inhibiteurs H2 tels que les antiacides à des patients qui se plaignent d'avoir des hémorragies ou des douleurs dues à des ulcères gastriques. Mais je conseille à mes patients de ne pas prendre ces médicaments plus de 2 à 3 semaines. Pendant que les médicaments soulagent la douleur, la cause de l'ulcère est supprimée. Il existe diverses causes pour les ulcères – par exemple le stress, la quantité et la qualité de la nourriture que vous mangez ou l'heure des repas – et, si on ne traite pas les causes premières, aucun médicament ne sera efficace pour guérir cette maladie. Même s'il peut sembler que l'ulcère a été temporairement guéri grâce aux médicaments, il se manifestera certainement à nouveau.

La seule manière sûre de guérir toute maladie se trouve dans le mode de vie quotidien. En conséquence, une fois qu'on a supprimé la cause de l'ulcère gastrique et qu'il est guéri, pour éviter toute récidive il est important d'adopter des habitudes alimentaires correctes.

Les enzymes souches ne se produisent pas automatiquement. Quand vous veillez à vous nourrir comme il convient et à suivre un mode de vie sain qui ne gaspille pas les enzymes, c'est alors que vous produisez l'énergie dont votre corps a besoin. Savoir limiter la perte inutile de vos précieuses enzymes souches est le secret qui permet de guérir les maladies et de vivre longtemps en restant en bonne santé.

Les idées communément reçues en matière de régime alimentaire peuvent être dangereuses

Si nous examinons ce qui nous paraît relever du simple bon sens en matière de nourriture et de digestion, nous constatons que bien des choses que nous considérons en général comme bénéfiques agissent en fait à l'encontre des mécanismes naturels du corps.

Prenez, par exemple, les aliments que l'on estime bons pour les malades. Le bouillon de poule est un des aliments préférés des malades aux États-Unis. Des aliments insipides, comme le pain blanc et le riz au lait, passent pour convenir aux malades atteints d'un ulcère. Si vous êtes hospitalisé au Japon, quel que soit votre état, on vous donnera aussitôt du riz. On croit se montrer plein de considération pour les patients, en particulier ceux qui ont eu une opération dans l'abdomen, en leur disant : « Mangez du riz pour commencer afin de ne pas fatiguer votre estomac et votre intestin. » Mais c'est une erreur monumentale.

Je donne à mes patients des repas normaux dès le début, même s'ils ont eu une opération de l'estomac. Si vous connaissez le fonctionnement des enzymes, alors vous comprendrez immédiatement pourquoi une nourriture naturelle est préférable au riz. Elle est préférable parce qu'elle exige que vous la mâchiez bien. Mâcher stimule la sécrétion de la salive. Les enzymes digestives, qui se trouvent dans la salive pendant la mastication, améliorent la digestion et l'assimilation en se mélangeant à la nourriture parce que la dégradation des aliments se fait dans de bonnes conditions. Cependant, le riz est tout d'abord un aliment mou. On l'avale souvent sans le mastiquer suffisamment. Le riz ne se digère pas bien parce qu'il n'a pas été mélangé à une quantité suffisante d'enzymes, alors que la nourriture normale qui est bien mâchée se digère bien.

J'ai même servi du sushi normal pour le déjeuner à des patients trois jours après qu'ils eurent été opérés de l'estomac. Mais alors je leur ai conseillé de bien « mastiquer chaque bouchée 70 fois ». Une bonne mastication est essentielle et pas seulement pour les malades. Afin que la digestion et l'absorption s'effectuent avec facilité, je conseille, même aux personnes qui n'ont pas de problèmes digestifs, de mastiquer consciencieusement chaque bouchée de 30 à 50 fois à chaque repas.

L'autre erreur que l'on constate souvent dans les hôpitaux concerne le lait. Les principaux nutriments que l'on trouve dans le lait sont les protéines, les lipides, le glucose, le calcium et les vitamines. Le lait est très populaire parce qu'il contient beaucoup de calcium et est censé prévenir l'ostéoporose.

Mais la vérité, c'est qu'il n'existe pas d'autre aliment aussi difficile à digérer que le lait. Étant donné que le lait est un liquide onctueux, certaines personnes le boivent comme de l'eau quand elles ont soif, mais c'est une grosse erreur. La caséine, qui représente approximativement 80 % des protéines qu'on trouve dans le lait, forme des grumeaux dès qu'elle entre dans l'estomac, ce qui rend la digestion très difficile. De plus, elle est homogénéisée dans le lait qu'on trouve dans le commerce. L'homogénéisation consiste à répartir de façon uniforme les lipides contenus dans le lait en le brassant. La raison pour laquelle l'homogénéisation est mauvaise, c'est que lorsque le lait est brassé, de l'air s'y ajoute et se mélange au lait de sorte que les lipides du lait deviennent une matière grasse oxydée – de la graisse à un état avancé d'oxydation. En d'autres termes, le lait homogénéisé produit des radicaux libres et exerce un effet très nocif sur l'organisme.

Le lait qui contient des lipides oxydés est alors pasteurisé à des températures dépassant 100 °. Les enzymes sont sensibles à la chaleur et commencent à être détruites à 93 °. Autrement dit, le lait qu'on trouve dans le commerce non seulement ne possède pas les précieuses enzymes, mais les matières grasses sont oxydées et la qualité des protéines n'est plus la même à cause de la température élevée à laquelle il est chauffé. D'une certaine façon il n'y a rien de pire que le lait comme aliment.

J'ai entendu dire que si on nourrit un veau avec du lait vendu dans le commerce au lieu du lait de sa mère, le veau meurt en 4 ou 5 jours. On ne peut entretenir la vie avec des aliments dépourvus d'enzymes.

Le lait cause l'inflammation

J'ai découvert pour la première fois la nocivité du lait, il y a plus de trente-cinq ans, quand mes propres enfants, qui avaient six ou sept mois, ont eu une dermatite atopique (une inflammation grave de la peau).

Leur mère avait suivi les conseils du pédiatre, mais quels que fussent les différents traitements, la dermatite des enfants ne guérissait pas. Puis vers l'âge de trois ou quatre ans mon fils commença à avoir une diarrhée aiguë. Il finit même par avoir du sang dans les selles. En l'examinant avec un coloscope, je découvris que l'enfant était aux premiers stades d'une rectocolite ulcéro-hémorragique (grave inflammation avec des ulcères à l'intérieur du côlon).

Sachant que la colite hémorragique est étroitement liée au régime alimentaire, j'ai porté mon attention sur le genre de nourriture que les enfants mangeaient habituellement. Il se trouva que, juste au moment où mes enfants eurent les premières atteintes de dermatite atopique, ma femme avait cessé de les allaiter et avait commencé à leur donner du lait suivant les conseils du pédiatre. Dès que nous décidâmes de supprimer de leur régime le lait et les produits laitiers, le sang dans les selles et la diarrhée, même la dermatite atopique disparurent complètement.

Après cette expérience j'ai commencé à demander à mes patients de me préciser la quantité de lait et de produits laitiers qu'ils consommaient quand je les interrogeais sur leur passé alimentaire. Selon les données cliniques que j'ai recueillies, il est très vraisemblable que l'on acquiert une prédisposition aux allergies en consommant du lait et des produits laitiers. Ces conclusions correspondent aux récentes études sur l'allergie. Elles signalent que lorsque les femmes enceintes boivent du lait, leurs enfants sont plus prédisposés à la dermatite atopique.

Au Japon, durant les 30 dernières années, le nombre de patients atteints de dermatite atopique et de rhume des foins a augmenté à un rythme surprenant. On pense que cela concerne actuellement au moins une personne sur cinq. De nombreuses théories tentent d'expliquer pourquoi le nombre de personnes qui ont des allergies a augmenté de façon si rapide. À mon avis, la première cause est l'introduction du lait dans le menu des écoles au début des années 60.

Le lait, qui contient beaucoup de matières grasses oxydées, détériore le milieu intestinal, en augmentant le nombre de bactéries pathogènes et en détruisant l'équilibre de la flore intestinale. En conséquence, les toxines telles que des radicaux libres, des sulfures d'hydrogène et de l'ammoniac sont produits dans l'intestin. Les recherches sont toujours en cours sur la nature de ces toxines et le genre de maladies qui en résultent. Selon plusieurs études, le lait est non seulement responsable de diverses allergies, mais il est aussi en rapport avec le diabète chez les enfants. Vous trouverez le résultat de ces recherches sur Internet, je vous encourage donc à les lire si vous connaissez l'anglais : www.sciencenews.org/pages/sn_arc99/6_26_99/fob2.htm

Pourquoi l'excès de lait cause l'ostéoporose

L'idée la plus fausse couramment répandue sur le lait est qu'il contribue à prévenir l'ostéoporose. Étant donné que la teneur en calcium de notre organisme diminue avec l'âge, on nous conseille de boire beaucoup de lait pour prévenir l'ostéoporose. Mais c'est une grave erreur. En fait l'excès de lait cause l'ostéoporose.

On croit communément que le calcium du lait est mieux absorbé que le calcium qui se trouve dans d'autres aliments tels que les petits poissons, mais ce n'est pas tout à fait exact.

La concentration en calcium dans le sang humain est normalement de 9 à 10 mg. Cependant, quand vous buvez du lait, la concentration en calcium dans votre sang augmente soudain.

Bien que tout d'abord il puisse sembler qu'on a absorbé beaucoup de calcium, cette augmentation du taux de calcium a son inconvénient. Quand la concentration de calcium dans le sang augmente soudain, le corps tente de retrouver le niveau normal de calcium en rejetant le calcium par les reins dans l'urine. Autrement dit, si vous buvez du lait afin d'avoir du calcium, en fait cela produit curieusement l'effet contraire : le taux global de calcium de votre organisme diminue. Dans les quatre grands pays producteurs de lait – les États-Unis, la Suède, le Danemark et la Finlande – où l'on consomme beaucoup de lait chaque jour, on trouve de nombreux cas de fracture de la hanche et d'ostéoporose.

Au contraire, les petits poissons et les algues, que les Japonais mangent depuis des siècles et que l'on croyait autrefois pauvres en calcium, contiennent du calcium qui n'est pas absorbé rapidement. Ainsi le taux de calcium n'augmente pas soudain dans le sang. En outre, au Japon les cas d'ostéoporose étaient rares à l'époque où on ne buvait pas de lait. Même maintenant il n'y a pas beaucoup de cas d'ostéoporose chez ceux qui ne boivent pas de lait régulièrement. Votre organisme peut absorber le calcium et les minéraux nécessaires si vous mangez des petites crevettes, du poisson et des algues.

Pourquoi je mets en doute le « mythe » du yaourt

Récemment au Japon, différents types de yaourt tels que « le yaourt de la mer Caspienne » et « le yaourt à l'aloès » sont devenus très populaires en raison de la publicité qui vante leurs bienfaits pour la santé. Mais je pense qu'il s'agit d'une déformation de la réalité.

Les personnes qui mangent du yaourt me disent souvent que leur état digestif s'est amélioré, qu'elles ne sont plus constipées ou que leur taille s'est affinée. Et elles croient que ces résultats sont dus aux lactobacilles qui se trouvent dans tous les yaourts.

Cependant on peut d'emblée mettre en doute cette croyance aux bienfaits des lactobacilles. À l'origine, des lactobacilles se trouvent dans l'intestin. On appelle ces bactéries « bactéries intestinales résidentes ». Le corps a un système de défense contre les bactéries et les virus qui viennent de l'extérieur. Aussi même ces bactéries qui sont normalement bénéfiques, comme les lactobacilles, sont attaquées et détruites par les défenses naturelles du corps si elles ne sont pas les bactéries intestinales résidentes.

La première ligne de défense est le suc gastrique acide. Quand les lactobacilles du yaourt pénètrent dans l'estomac, la plupart sont détruits par les sécrétions gastriques acides. Pour cette raison, il y a eu des améliorations récentes et les yaourts sont vendus avec la formule publicitaire « des lactobacilles qui atteignent votre intestin ».

Cependant, même si les bactéries atteignent l'intestin, est-ce réellement possible qu'elles agissent en bonne entente avec les bactéries intestinales résidentes ?

La raison pour laquelle je mets en doute cette affirmation à propos du yaourt, c'est parce qu'en milieu hospitalier l'état intestinal des gens qui mangent du yaourt tous les jours n'est jamais bon. Je soupçonne fortement que même si les lactobacilles du yaourt qui atteignent l'intestin sont encore en vie, ils n'améliorent pas le fonctionnement de l'intestin mais au contraire ne font que perturber la flore intestinale.

Alors pourquoi de nombreuses personnes ont-elles l'impression que le yaourt améliore vraiment leur santé ? Pour beaucoup le yaourt semble « guérir » la constipation. Cependant il s'agit non pas de « guérison » mais d'une légère diarrhée. Voici comment cela se produit probablement : les adultes manquent d'enzymes capables de dégrader le lactose. Le lactose est le sucre qui se trouve dans les produits laitiers, mais la lactase, l'enzyme qui dégrade le lactose, commence à diminuer dans notre organisme quand nous prenons de l'âge. C'est naturel d'une certaine façon, parce que le lait est l'aliment des bébés, pas des adultes. En d'autres termes, la lactase est une enzyme dont les adultes n'ont pas besoin.

Le yaourt contient beaucoup de lactose. C'est pourquoi, quand vous mangez du yaourt, il ne peut être digéré convenablement par suite du manque de lactase, ce qui cause une indigestion. En résumé, de nombreuses personnes ont une petite diarrhée quand elles mangent du yaourt. Aussi considère-t-on à tort cette petite diarrhée, qui est en fait l'expulsion des résidus fécaux qui se sont accumulés jusqu'alors dans le côlon, comme le moyen de guérir la constipation.

L'état de votre intestin empirera si vous mangez du yaourt tous les jours – mes observations à l'hôpital m'en ont convaincu. Alors vos selles et vos gaz auront une odeur de plus en plus forte. C'est la preuve que l'état de votre intestin se dégrade. L'odeur provient de la production de toxines dans le côlon. Ainsi, même si les gens parlent d'effets bénéfiques du yaourt pour la santé (les fabricants de yaourt s'efforcent d'attirer des clients) en fait, sous de nombreux rapports, le yaourt est nocif pour la santé.

Je le répète, nous sommes maintenant arrivés à une époque où il nous faut prendre en main notre santé. Au lieu de vous contenter d'accepter ce qu'on vous dit, il est nécessaire que vous en évaluiez l'exactitude en expérimentant avec votre propre corps.

Quand je dis que vous devez expérimenter avec votre propre corps, je ne veux pas dire qu'il suffit d'ingérer le produit ou d'essayer quelque chose d'autre. La personne qui croit que le yaourt guérit la constipation parce qu'il lui donne de la diarrhée n'a pas une vue globale de la question. Expérimenter avec votre propre corps, cela signifie tout d'abord recueillir le meilleur avis qu'on puisse vous donner, puis le mettre en pratique, et enfin faire examiner votre tractus gastro-intestinal périodiquement par un médecin en qui vous avez confiance. Cela vous permettra d'approuver ou de rejeter l'avis qu'on vous a donné. Si vous envisagez de suivre *Le régime Shinya* décrit dans cet ouvrage, je vous conseille de vous faire faire une coloscopie avant de commencer à les adopter et une autre deux ou trois mois plus tard. Sans aucun doute vous constaterez des améliorations spectaculaires de l'état de votre appareil digestif.

Afin de vivre longtemps en bonne santé, ne vous laissez pas égarer par des voix étrangères, mais tendez plutôt l'oreille pour écouter ce que vous suggère votre propre corps.

Chapitre 2

Le Régime Respectueux des Enzymes

Selon le dicton « Vous êtes ce que vous mangez », les maladies, la vie et la santé résultent de ce que vous mangez chaque jour.

En 1996, après avoir lu le Rapport McGovern publié aux États-Unis, le ministre japonais de la Santé et du Travail décida d'appeler « maladies liées au mode de vie » les maladies qu'on désignait jadis sous le nom de « maladies de l'adulte », telles que le cancer, les maladies de cœur, l'hépatite, le diabète, les accidents vasculaires cérébraux, l'hypertension et l'hyperlipidémie (l'excès de cholestérol). Après un réexamen du rapport entre l'alimentation et la santé, il sembla évident que ces maladies avaient pour origine le style de vie et non pas l'âge.

Cependant, c'est à peine si de nos jours en Occident les médecins posent à leurs patients des questions sur leur régime alimentaire passé et présent. À mon avis, si l'on appelle la rectocolite ulcéro-hémorragique, la maladie de Crohn, les maladies auto-immunes et la leucémie « maladies incurables d'origine inconnue », c'est parce qu'on manque d'informations sérieuses sur le régime alimentaire des patients. Si l'on étudiait plus à fond la relation entre le passé alimentaire et les maladies, on ne devrait plus parler de « causes inconnues » mais plutôt de « causes connues ».

Les personnes qui auront sans aucun doute des maladies en rapport avec leur mode de vie à un moment ou à un autre de leur existence, comme on peut s'y attendre fument des cigarettes, boivent de l'alcool tous les jours, mangent beaucoup de viande et fort peu de fruits ou de légumes, et consomment des produits laitiers tels que du lait, du yaourt et du beurre, notamment depuis leur jeunesse. Le type de maladie qu'ils auront dépendra de leur prédisposition génétique et de leur environnement. Par exemple les personnes qui génétiquement ont des artères fragiles auront de l'hypertension, de l'artériosclérose ou une maladie cardiaque, et les personnes qui ont des reins fragiles pourront avoir du diabète. Chez les femmes, les fibromes, les kystes des ovaires et les mastoses peuvent dégénérer en cancers, tandis que chez les hommes l'hypertrophie de la prostate peut se transformer en cancer. Ils peuvent également avoir le cancer du poumon, des polypes du côlon et de l'arthrite. Bien que le type de maladie dépende de facteurs génétiques et environnementaux, il est certain que les personnes qui ont adopté le style de vie que nous venons d'évoquer ne pourront échapper à la maladie.

Environ deux ans après que j'eus commencé à examiner directement les estomacs et les intestins avec un endoscope, je me suis mis à questionner mes patients sur leur passé alimentaire. Quand une personne passe un examen médical ou vient en consultation dans un hôpital, on peut la questionner sur son style de vie habituel. Cependant, dans la plupart des cas, on ne s'intéresse qu'au présent, ce qui n'a pas d'utilité. Afin de comprendre pourquoi une personne est tombée malade, il faut connaître le passé diététique de cette personne – autrement dit savoir ce qu'elle a mangé et ce qu'elle mange, et aussi avec quelle fréquence elle a mangé tel ou tel aliment. Naturellement certains patients sont incapables de se souvenir de tous les détails, mais en poursuivant mon enquête avec patience, j'apprends en général des choses intéressantes. Par exemple, dans le cas des personnes qui boivent du lait, même si elles n'en boivent qu'un verre par jour, les effets sur leur santé dépendront de certains facteurs. Les conséquences seront différentes si elles ont commencé à boire du lait peu de temps après leur naissance ou si elles ont commencé à en boire à l'âge adulte.

En examinant le passé alimentaire de patients cancéreux, je découvre généralement que leur régime a consisté essentiellement en protéines animales et en produits laitiers, à savoir de la viande, du poisson, des œufs et du lait. De plus j'ai découvert qu'il existe un rapport étroit entre l'âge où une personne a une maladie et le moment et la fréquence avec laquelle une personne a consommé et consomme ces aliments. En d'autres termes, plus une personne a adopté tôt un régime à base de viande et de produits laitiers et plus elle consomme souvent ces aliments, plus la maladie la frappe tôt au cours de sa vie. Il y a différents types de cancer – le cancer du sein, du côlon, de la prostate, du poumon – mais indépendamment du type de cancer, le rapport avec un régime carné et lacté reste le même.

Quel que soit le type de cancer, l'état intestinal des patients cancéreux est préoccupant, et cela sans exception. Je conseille vivement à toute personne atteinte d'un cancer quel qu'il soit de se faire faire une coloscopie dès que possible, parce qu'il est très vraisemblable qu'elle ait un polype ou un cancer du côlon.

Chez tous les cancéreux que j'ai examinés, les résultats ont correspondu à ce à quoi je m'attendais. Chez les femmes qui ont un cancer du sein et chez les hommes qui ont un cancer de la prostate, il y a de fortes chances qu'on découvre une anomalie dans le côlon. Comme de plus en plus de médecins aux États-Unis commencent à recommander que leurs patients atteints d'un cancer du sein, de la prostate ou d'autres types de cancer, se fassent faire une coloscopie, cette pratique est bien acceptée dans ce pays.

Je ne prétends pas que vous serez immédiatement atteint d'une maladie si vous mangez certains types d'aliments. Cependant les effets de vos habitudes alimentaires sont certainement cumulatifs. Vous ne pouvez pas vous réjouir simplement parce qu'aucun symptôme de maladie ne s'est manifesté jusqu'ici. De bonnes habitudes sont salutaires, mais si vous gardez de mauvaises habitudes jour après jour, année après année, il est extrêmement probable que vous finirez par tomber vraiment malade.

De nos jours, vous avez le choix entre une multitude d'aliments différents. Si vous souhaitez vivre longtemps et en bonne santé, vous devez vous rendre compte que vous ne pouvez pas choisir ce que vous mangez simplement parce que le goût en est agréable. En conséquence, quels sont les critères qui vous permettent de choisir les aliments que vous consommez tous les jours ?

Mangez des aliments riches en enzymes

Depuis mon enfance j'ai eu le don de m'entendre immédiatement avec n'importe quel chien. Ce n'est pas très difficile. Il suffit de mettre un peu de votre salive dans la paume de votre main et de la faire lécher par le chien. Ainsi vous établirez aussitôt avec lui une relation amicale.

Depuis mon enfance j'ai élevé de nombreux chiens, et je sais qu'ils aiment lécher la bouche d'une personne. Comme je me suis demandé pourquoi, j'ai fini par comprendre qu'ils aiment la salive. Quand j'ai testé ma théorie, tous les chiens que je rencontrais remuaient la queue d'un air heureux. J'étais encore à l'école lorsque j'ai testé cette méthode pour la première fois afin de devenir ami de tous les chiens du voisinage. Bien sûr, à cette époque là je ne comprenais pas pourquoi ils raffolaient tant de la salive. J'ai élucidé ce mystère quand je suis devenu médecin et me suis mis à m'intéresser aux enzymes.

« Je comprends, les chiens cherchent les enzymes de la salive ! » me suis-je dit. Dès lors, je me suis aperçu que tous les animaux cherchent les enzymes.

Quand des carnivores comme les lions capturent leur proie, ils commencent toujours par manger les organes internes, qui recèlent une multitude d'enzymes. Les Esquimaux, qui vivent dans des régions extrêmement froides où il n'y a presque pas de plantes, commencent toujours par manger les organes internes du phoque qu'ils ont capturé. Les lapins mangent leurs propres crottes pour réabsorber la nourriture qui n'est pas digérée et les enzymes.

Récemment, les maladies des animaux de compagnie ont soudain augmenté. Vous pouvez sans doute en deviner la raison : ce sont les aliments pour animaux domestiques. On prétend que ces aliments sont nutritifs et équilibrés, mais cette affirmation est fondée sur les théories modernes de la nutrition, qui ignorent toujours les enzymes. Même si la nourriture contient assez de calories et de substances nutritives, comme les vitamines, les minéraux, les protéines et les matières grasses, l'animal ne peut pas se maintenir en vie si elle ne contient pas d'enzymes. Ces précieuses enzymes, qui sont sensibles à la chaleur, se dégradent entre 48 ° et 115 °. Malgré cela, les aliments pour animaux domestiques sont toujours chauffés au cours de leur préparation, qu'ils soient en boîte ou sous forme de croquettes. Autrement dit, les enzymes disparaissent pendant leur fabrication.

Les animaux sauvages ne mangent pas de nourriture qui a été chauffée. Je pense que, sous peu, il sera évident que de nombreuses formes de maladies dont souffrent les animaux de compagnie sont en rapport avec leur régime.

Le problème concernant les aliments pour animaux domestiques concerne également notre nourriture. Actuellement les nutritionnistes concentrent leur attention sur les calories et les substances nutritives.

« Ne consommez pas trop de calories et essayez de manger des repas équilibrés et nourrissants. » Tel est le refrain des diététiciens modernes.

En général on recommande aux hommes de consommer environ 2 000 calories et aux femmes 1 600 calories par jour, et ces calories sont réparties suivant quatre catégories d'aliments. La première catégorie comprend les produits laitiers et les œufs – des aliments qui contiennent des protéines, des lipides, du calcium, des vitamines A et B2 – les aliments nourrissants prétendus « complets ». La deuxième catégorie comprend les aliments qui développent les muscles et renforcent le sang – des produits tels que la viande, le poisson et les légumineuses (les haricots contiennent des protéines de grande qualité, des graisses, des vitamines B1 et B2 et du calcium). La troisième catégorie comprend des légumes et des fruits, des aliments qui contiennent des vitamines, des minéraux et des fibres, et qui maintiennent la santé en général. Enfin la quatrième catégorie consiste en céréales, sucres, huiles et matières grasses : des aliments qui servent à maintenir la température et l'énergie du corps. Ces aliments contiennent des hydrates de carbone, des lipides et des protéines.

Comme vous pouvez le constater, le mot « enzyme » ne figure nulle part.

Il est vrai qu'il n'est pas facile de déterminer le nombre d'enzymes dans les aliments. Tout comme le nombre d'enzymes dans le corps varie d'un individu à l'autre, le nombre d'enzymes varie d'un aliment à l'autre et même dans chaque fragment de nourriture du même type. De même, le nombre d'enzymes dans deux pommes d'une variété identique diffère selon l'environnement dans lequel s'est développée la pomme et le temps écoulé depuis que la pomme a été cueillie.

Dans le régime que je préconise, je considère en gros les aliments riches en enzymes comme de « bons aliments » et les aliments pauvres en enzymes ou dénués d'enzymes comme de « mauvais aliments ». Pour cette raison, les meilleurs aliments sont ceux qui sont cultivés dans une terre fertile, riche en minéraux, sans apport d'engrais chimiques, et que l'on mange juste après la récolte.

Plus les légumes, les fruits, les viandes et les poissons sont frais, plus ils ont d'enzymes. Quand nous mangeons des aliments frais, ils ont en général bon goût parce qu'ils sont riches en enzymes. Cependant, les hommes, à la différence des animaux, mangent des aliments cuits. Nous faisons bouillir, nous faisons cuire au four, nous faisons griller et nous faisons frire les aliments. Étant donné que les enzymes sont sensibles à la chaleur, plus on cuit un aliment, plus le nombre d'enzymes diminue. Mais là encore, pour la plupart, nous ne pouvons pas tout manger cru.

Il devient donc de la plus grande importance de savoir choisir la bonne nourriture, de savoir la cuire et de savoir comment la manger. Poursuivez votre lecture et tout cela deviendra clair.

Votre corps s'oxydera si vous continuez de manger des aliments oxydés

On considère les aliments frais comme bons pour l'organisme parce que, à part le fait qu'ils contiennent de nombreuses enzymes, ils ne sont pas oxydés.

L'oxydation se produit quand une substance se lie à l'oxygène et « rouille ». Vous pouvez vous demander comment la nourriture, qui n'est pas du métal, pourrait « rouiller », mais nous voyons chaque jour de la nourriture « rouiller ».

Par exemple, quand nous faisons frire un aliment, l'huile utilisée se décolore et noircit. De même les pommes et les pommes de terre changent de couleur et brunissent peu de temps après qu'elles ont été pelées. Tout ceci résulte de l'oxydation, l'action de l'oxygène de l'air. Des radicaux libres apparaissent quand ces aliments oxydés pénètrent dans le corps.

Grâce à des débats récents sur ce sujet à la télévision et dans des magazines, vous savez probablement déjà que les radicaux libres détruisent l'ADN des cellules, causent le cancer et bien d'autres problèmes de santé. De nombreux programmes de recherche portent principalement sur la façon de combattre les radicaux libres. On dit que le vin rouge est bon pour l'organisme parce qu'il contient un agent antioxydant, le polyphénol. On s'intéresse aussi à l'isoflavine que l'on trouve dans les produits à base de soja car elle contient aussi des antioxydants. La raison pour laquelle on redoute les radicaux libres, c'est qu'ils possèdent une capacité d'oxydation très forte, maintes fois plus forte que celle de l'oxygène normal.

Les aliments oxydés ne sont pas les seules choses qui produisent des radicaux libres. L'alcool, le tabac et différents facteurs en produisent également. En premier lieu, même le simple fait de respirer produit des radicaux libres. Quand on respire de l'oxygène et qu'on brûle le glucose et les lipides dans les cellules qui produisent de l'énergie, 2 % de l'oxygène qu'on introduit dans le corps consiste en radicaux libres.

On regarde souvent les radicaux libres d'un mauvais œil, mais en fait ils jouent aussi un rôle essentiel qui leur permet de détruire les virus, les bactéries, les champignons et de combattre les infections. Cependant quand le nombre de radicaux libres dépasse un certain seuil, la membrane des cellules et l'ADN des cellules normales commencent à être détruits.

Quand les radicaux libres deviennent trop nombreux, notre corps possède le moyen de les neutraliser : les enzymes antioxydantes. Le type d'enzyme qui accomplit cette fonction s'appelle SOD (superoxyde-dismutase).

Cependant, quand vous avez plus de 40 ans, la quantité de SOD dans votre organisme diminue soudain. Selon certaines théories, de nombreuses maladies liées au mode de vie apparaissent à cet âge à cause de la diminution de cette enzyme.

Quand les SOD commencent à diminuer avec l'âge, les enzymes souches commencent à combattre les radicaux libres en excès. Si les enzymes souches sont disponibles en grand nombre, elles se concentrent sur les radicaux libres selon les besoins. Cependant s'il y a pénurie d'enzymes souches, elles ne peuvent prévenir les dégâts causés par les radicaux libres.

En résumé, si vous continuez de manger des aliments oxydés, vous multiplierez les radicaux libres dans votre organisme. De plus, les aliments oxydés ont fort peu d'enzymes ou n'en ont pas du tout. Aussi le corps aura-t-il de la peine à produire des enzymes souches, ce qui aura pour conséquence l'apparition de radicaux libres qui ne seront pas neutralisés et causeront des maladies – un véritable cercle vicieux.

Au contraire, si vous mangez des aliments frais, riches en enzymes, non seulement vous limitez la quantité de radicaux libres produits, mais vous pouvez aussi limiter la diminution des enzymes souches dans votre organisme. Ainsi s'instaurera un cycle positif qui accroîtra régulièrement votre énergie vitale.

Aucune matière grasse n'est pire que la margarine pour votre organisme

L'huile est le type d'aliment qui s'oxyde le plus facilement.

Dans la nature, on trouve de l'huile dans les graines de différentes plantes. Puisque le riz est également une « graine », on trouve beaucoup d'huile végétale dans le riz complet. Ce qu'on appelle communément « huile » s'obtient en pressant les graines de certaines plantes. Il existe de nombreuses sortes d'huile pour la cuisine : l'huile de colza, l'huile d'olive, l'huile de sésame, l'huile de coton, l'huile de maïs, l'huile de pépins de raisin, etc.

Jadis l'huile était généralement extraite par pression avec des machines, mais de nos jours un petit nombre de fabricants utilisent encore ce procédé. Pourquoi ? Parce que non seulement ce procédé prend du temps et exige une main-d'œuvre importante, mais aussi parce qu'il fait perdre beaucoup d'huile. De plus, comme on ne chauffe pas au stade de l'extraction, la qualité de l'huile se modifie plus rapidement que lorsqu'on la produit par d'autres méthodes.

Actuellement, la plupart des huiles qu'on trouve dans le commerce sont produites selon une méthode d'extraction chimique : on met un solvant appelé hexane dans la pâte brute qu'on chauffe. L'huile est alors extraite en faisant s'évaporer le solvant chimique, en utilisant une forte pression et en chauffant à une température élevée. Avec cette méthode il y a moins de perte d'huile et, comme elle est chauffée, la qualité est plus stable. Mais l'huile extraite ainsi devient un acide gras trans, substance extrêmement nocive pour l'organisme.

Les acides gras trans n'existent pas à l'état naturel. On sait qu'ils augmentent le taux de mauvais cholestérol et diminuent le taux de bon cholestérol dans l'organisme. Ils sont cancérigènes, hypertenseurs et causent des cardiopathies. Dans les pays occidentaux on a fixé un seuil limite pour les acides gras trans dans les aliments. Il est donc interdit de dépasser ce seuil. À la fin de 2006, le Service d'hygiène de la ville de New York a voté l'interdiction des acides gras trans dans la nourriture de tous les restaurants de la ville à partir de juillet 2008.

L'aliment qui contient le plus d'acides gras trans est la margarine. On croit souvent que l'huile végétale, telle que la margarine, qui ne contient pas de cholestérol, est meilleure pour l'organisme que les matières grasses animales telles que le beurre. Mais c'est une grave erreur. La vérité, *c'est qu'il n'y a pas de matière grasse plus nocive pour votre organisme que la margarine*. Quand je donne à mes patients des conseils sur leur régime alimentaire, je n'hésite pas à leur dire: « Si vous avez de la margarine chez vous, jetez-la tout de suite. »

Les huiles végétales sont liquides à température ambiante parce qu'elles contiennent beaucoup d'acides gras insaturés. Mais les matières grasses d'origine animale, même si elles sont aussi un type d'huile, sont solides à température ambiante, car elles contiennent beaucoup d'acides gras saturés. La margarine, bien qu'elle soit faite avec de l'huile végétale, est solide à température ambiante, tout comme les matières grasses d'origine animale.

La margarine possède cette caractéristique parce qu'elle est hydrogénée et traitée industriellement : d'acide gras insaturé elle est transformée en acide gras saturé. Pour faire de la margarine, les fabricants partent d'huile végétale qui est obtenue par extraction chimique et qui contient des acides gras trans. De l'hydrogène est alors ajouté pour changer les acides gras insaturés en acides gras saturés. Ainsi, dans la margarine vous avez la pire des deux sortes de matières grasses : les acides gras trans de l'huile végétale extraite chimiquement et les matières grasses saturées comme dans les matières grasses animales. Il n'existe ni huile ni graisse plus nocive pour votre organisme que la margarine.

La matière grasse utilisée en cuisson est un autre type d'huile qui contient la même quantité d'acides gras trans que la margarine. Je présume que cette matière grasse est rarement utilisée dans la cuisine que l'on fait chez soi de nos jours, mais on utilise beaucoup de cette graisse pour faire des choses comme les biscuits et les sandwiches vendus dans le commerce et pour la préparation des frites dans les fast-foods. En raison des acides gras trans la nourriture et notamment les biscuits que l'on trouve dans les restaurants rapides sont nocifs pour l'organisme.

Si vous devez manger de temps en temps des fritures ...

L'effet qu'ont sur vous les fritures dépend de deux facteurs : le pays d'origine de vos ancêtres et le fait que les générations qui vous ont précédé étaient plus ou moins accoutumées à la cuisine à l'huile. Les peuples qui vivent dans des pays méditerranéens – la Grèce et l'Italie par exemple – cultivent sur une grande échelle les oliviers et consomment des olives et de l'huile d'olive depuis près de 6 000 ans. Par ailleurs, les Japonais se sont mis à manger des fritures depuis approximativement 150 à 200 ans.

Ces différences dans les coutumes alimentaires peuvent être inscrites dans nos gènes et déterminer si nous avons un système digestif capable ou non de digérer l'huile. L'huile est dégradée et digérée grâce au pancréas, mais d'après les données cliniques que j'ai recueillies, il semble que le pancréas des Japonais a des possibilités moindres que le pancréas des peuples qui mangent des fritures depuis très, très longtemps.

De nombreux Japonais se plaignent de douleurs de la région épigastrique (la partie supérieure de l'estomac), mais après un examen endoscopique, on constate qu'ils n'ont ni gastrite, ni ulcère gastrique, ni ulcère duodénal. Quand on fait à ces personnes des examens sanguins, la plupart des résultats révèlent un niveau anormalement élevé d'amylase dans le pancréas. Quand je les interroge sur leur passé alimentaire, je découvre souvent qu'elles aiment manger des fritures. Cependant peu d'Occidentaux qui mangent autant ou même plus de fritures ont des problèmes avec leur pancréas.

Si vous mangez des fritures deux ou trois fois par semaine et ressentez des douleurs dans la partie supérieure de votre estomac, il se peut que vous ayez une pancréatite. Je vous conseille donc de vous faire examiner le pancréas dès que possible.

Comme on croit que l'huile végétale présente moins de risques, de nos jours on a tendance à la consommer plutôt que la graisse animale. Mais il faut veiller particulièrement à la quantité de fritures que l'on mange. Comme je l'ai déjà dit, la consommation fréquente d'huile végétale extraite de façon industrielle est nocive pour l'organisme. Mais s'il vous est impossible de cesser de manger des fritures, vous devriez au moins essayer d'en manger moins souvent. L'idéal devrait être de ne pas manger de fritures plus d'une fois par mois.

Personnellement je ne mange guère de fritures, mais lorsque cela m'arrive exceptionnellement, j'enlève la pâte et j'essaie dans la mesure du possible de ne pas manger la partie imprégnée d'huile. Si vous ne pouvez pas vous empêcher de manger les parties grasses, vous devez au moins essayer de bien les mastiquer. Une bonne mastication et l'imprégnation de l'aliment frit avec la salive aident dans une certaine mesure à neutraliser les acides gras trans. Néanmoins, en général, les fritures épuisent les enzymes de l'organisme.

De plus, les aliments cuits dans l'huile s'oxydent très vite. Étant donné que les huiles ne sont pas normalement bonnes pour votre organisme, vous ne devriez jamais manger de fritures qui ne sont pas très fraîches, comme celles qu'on trouve dans de nombreux fast-foods.

Quel est le meilleur moyen d'absorber des acides gras essentiels ?

Les acides gras qui sont le principal composant de l'huile sont des acides gras saturés ou des acides gras insaturés. On considère les acides gras insaturés comme de bons acides gras, nécessaires pour maintenir en bon état le cœur, le système circulatoire, le cerveau et la peau. Parmi les acides gras insaturés, certains ne peuvent être produits par le corps humain. Aussi les aliments doivent-ils les apporter. On les appelle acides gras essentiels. Ils comprennent l'acide linoléique, l'acide linolénique et l'acide archidonique.

En Amérique il y a un certain nombre d'années, on conseillait de prendre une cuillerée à café d'huile d'olive tous les jours pour bénéficier d'acides gras essentiels. À l'époque, c'était une pratique courante, car on la croyait bénéfique pour la santé. Cependant, par la suite on apprit que la consommation quotidienne d'huile d'olive pouvait provoquer le cancer des ovaires. La pratique cessa rapidement après la publication des rapports.

Si vous souhaitez consommer des acides gras insaturés, les acides gras qu'on trouve dans les poissons sont ceux qui comportent le moins de risques.

Il existe de nombreux acides gras de bonne qualité tels le DHA (acide docosahexaénoïque) et l'EPA (acide eicosapentaénoïque) qu'on trouve en particulier dans les « poissons bleus » tels que la sardine et le maquereau. On les trouve aussi dans la partie grasse des yeux de thon. Le DHA et l'EPA amélioreraient les fonctions du cerveau.

Il n'est pas nécessaire de prendre de l'huile à part si vous mangez des aliments naturels, étant donné que vous pouvez vous procurer les acides gras insaturés nécessaires à partir des lipides contenus dans les aliments. Quelle que soit l'huile que vous utilisez, une fois exposée à l'air, elle commence aussitôt à s'oxyder. Dans la mesure du possible l'huile ne devrait jamais être utilisée pour cuire les aliments.

En général, on assure que la vitamine A peut être mieux assimilée si la nourriture est cuite avec de l'huile. Aussi, recommande-t-on généralement d'utiliser de l'huile pour cuire les aliments qui contiennent de la vitamine A. La raison est que la vitamine A peut facilement se dissoudre dans l'huile.

Certes la vitamine A est liposoluble, mais vous pouvez faire preuve d'un peu d'imagination pour qu'elle soit absorbée en quantité suffisante sans ajouter d'huile extraite chimiquement, car vous avez besoin de fort peu d'huile pour absorber les vitamines liposolubles. Alors, même si vous n'utilisez pas d'huile pour la cuisson, il suffit de manger en petite quantité des aliments qui contiennent de l'huile, tels que les graines de soja et les graines de sésame, pour pouvoir assimiler les vitamines.

Autrement dit, vous pouvez ingérer suffisamment d'huile et de matières grasses essentielles pour l'organisme en mangeant des aliments qui contiennent des lipides « sous leur forme naturelle » sans ajouter de l'huile extraite par un procédé chimique. Quand je dis « sous leur forme naturelle », je veux dire consommer des aliments qui sont le matériau brut utilisé pour fabriquer de l'huile – les céréales, les noix et les graines de soja par exemple – et les manger tels qu'ils sont. Il n'y a pas de manière plus sûre et plus saine d'ingérer de l'huile.

Le lait vendu dans le commerce est de la matière grasse oxydée

Après l'huile, le type d'aliment qui s'oxyde le plus facilement est le lait que l'on trouve dans le commerce. Avant d'être traité, le lait contient de nombreux éléments qui sont bénéfiques. Par exemple, il contient différents types d'enzymes, telles que celles qui dégradent le lactose ; la lipase qui dégrade la matière grasse ; et la protéase, qui dégrade les protéines. Le lait sous sa forme naturelle contient aussi la lactoferrine, connue pour ses effets régulateurs antioxydants, anti-inflammatoires, anti-viraux et immunitaires.

Cependant le lait vendu dans le commerce perd toutes ces qualités par suite du processus auquel il est soumis. D'abord, une trayeuse fixée au pis de la vache extrait le lait qui est ensuite versé dans un bidon. Le lait cru collecté dans chaque ferme est ensuite transféré dans une cuve plus grande, où il est brassé et homogénéisé. Ce qui est en fait homogénéisé, ce sont les globules de graisse du lait cru.

Le lait cru se compose d'environ 4 % de matières grasses, mais la plus grande partie des matières grasses est constituée de particules de graisse sous forme de globules. Parce que ces particules flottent d'autant plus facilement qu'elles sont plus grosses, si on laisse reposer le lait cru, les matières grasses forment une couche de crème à la surface. Quand j'étais enfant, il m'est arrivé une ou deux fois de boire du lait en bouteille. Je me souviens d'avoir remarqué alors une couche de matière grasse blanche crémeuse sous la capsule de la bouteille. Comme le lait n'était pas homogénéisé, pendant le transport les particules de graisse étaient remontées à la surface.

Maintenant on utilise une machine appelée homogénéisateur, et les particules de graisse sont brisées mécaniquement. Le produit fini après ce processus est du lait homogénéisé. Cependant, quand il y a homogénéisation, la graisse du lait cru se lie à l'oxygène, qui la transforme en graisse hydrogénée. La graisse hydrogénée est de la graisse qui s'est oxydée et a « rouillé », pour ainsi dire. Comme toute matière grasse hydrogénée, la graisse contenue dans le lait complet homogénéisé est nocive pour l'organisme.

Mais le processus de transformation du lait n'est pas encore terminé. Avant d'être vendu, le lait homogénéisé doit être pasteurisé à la chaleur afin d'éviter la propagation de microbes et de bactéries. On distingue quatre façons principales de pasteuriser le lait.

1. La pasteurisation prolongée à basse température. La pasteurisation s'effectue entre 62 ° et 65 ° pendant 30 minutes.
2. La pasteurisation prolongée à haute température s'effectue en chauffant à plus de 75 ° pendant plus de 15 minutes.
3. La pasteurisation rapide à haute température s'effectue à plus de 72 ° pendant plus de 15 secondes.
4. La pasteurisation rapide à température très élevée (UHT) s'effectue en chauffant à 120 °-130 ° pendant 2 secondes (ou à 150 ° pendant 1 seconde). C'est la méthode de pasteurisation communément pratiquée, en France par exemple. Quitte à me répéter, je dirai que les enzymes sont sensibles à la chaleur. Elles commencent à se dégrader à 48 ° ; elles sont complètement détruites à 115 °. Ainsi, quelle que soit la durée de la pasteurisation, quand la température atteint 130 °, *il n'y a pour ainsi dire plus d'enzymes.*

En outre la quantité de matière grasse oxydée augmente à des températures très élevées, et la chaleur modifie la qualité des protéines du lait. De même que le jaune d'un œuf que l'on a cuit longtemps se fragmente facilement, des changements affectent les protéines du lait. On perd également la lactoferrine, qui est sensible à la chaleur.

Parce qu'il est homogénéisé et pasteurisé, le lait qu'on vend en supermarché dans le monde entier n'est pas bon pour vous.

Le lait de vache est avant tout destiné aux veaux

Les nutriments qui se trouvent dans le lait de vache conviennent aux veaux en pleine croissance. Ce qui est nécessaire pour la croissance d'un veau n'est pas forcément utile pour les hommes. En outre, dans la nature, les seuls animaux qui boivent du lait sont les nouveau-nés. Aucun animal une fois devenu adulte (à l'exception de l'*Homo sapiens*) ne boit du lait. C'est ce qui se passe dans la nature. Seuls les hommes prennent délibérément le lait d'une autre espèce, l'oxydent et le boivent. Cela va à l'encontre de la loi de la nature.

Au Japon et aux États-Unis on encourage les enfants à boire du lait au repas de midi à l'école, car on considère que le lait, riche en nutriments, est bon pour un enfant en pleine croissance. Cependant toute personne qui croit que le lait de vache et le lait de femme sont identiques se fourvoie complètement.

Si vous dressez la liste des divers nutriments qu'on trouve dans le lait de vache et le lait de femme, ils paraissent tout à fait identiques. Les nutriments tels que les protéines, les matières grasses, le fer, le calcium, le phosphore, le sodium, le potassium et les vitamines se trouvent dans l'un et dans l'autre. Cependant la qualité et la quantité de ces nutriments sont complètement différentes.

La principale protéine du lait de vache est la caséine. J'ai déjà mentionné le fait que le système digestif de l'homme a beaucoup de peine à digérer cette protéine. De plus le lait de vache contient aussi la lactoferrine, substance anti-oxydante qui renforce le système immunitaire. Cependant, le taux de lactoferrine que l'on trouve dans le lait de femme est de 0,15 %, tandis que le taux que l'on trouve dans le lait de vache est de 0,01 %.

Apparemment les nouveau-nés de différentes espèces ont besoin de différentes quantités de nutriments dans des proportions différentes.

Qu'en est-il des adultes ?

Prenons l'exemple de la lactoferrine. La lactoferrine du lait de vache est dégradée par le suc gastrique acide. Aussi, même si vous buvez du lait cru qui n'a pas été traité à la chaleur, la lactoferrine sera dégradée dans l'estomac. Il en est de même pour la lactoferrine qui se trouve dans le lait de femme. Un nouveau-né humain peut absorber sans problème la lactoferrine du lait maternel parce que son estomac n'est pas très développé, et comme il a peu de sécrétions acides, la lactoferrine n'est pas dégradée. En résumé le lait de femme n'est pas destiné à être consommé par un adulte.

Le lait de vache, même s'il est cru et frais, n'est pas un aliment qui convient à l'homme. Nous transformons le lait cru, qui à l'origine n'est pas bon pour nous, en un aliment nocif en l'homogénéisant et en le pasteurisant à haute température. Et nous insistons pour que nos enfants en boivent !

Un autre problème, c'est que les gens qui appartiennent à la plupart des groupes ethniques n'ont pas suffisamment de lactase pour dégrader le lactose. La plupart des gens ont cette enzyme en quantité suffisante quand ils sont bébés, mais elle diminue avec l'âge. Quand ces personnes boivent du lait, elles ont différents symptômes – par exemple des borborygmes ou de la diarrhée – qui résultent de leur incapacité à digérer le lactose. Les gens qui manquent complètement de lactase ou en ont extrêmement peu sont dits intolérants au lactose. Peu de gens sont complètement intolérants au lactose, mais environ 90 % des Asiatiques, 75 % des Hispaniques, des Indiens d'Amérique et des Noirs américains, ainsi que 60 % des Méditerranéens et 15 % des Nordiques ne possèdent pas cette enzyme en quantité suffisante.

Le lactose est un sucre qui n'existe que dans le lait des mammifères. Le lait est destiné seulement aux nouveau-nés. Même si de nombreux adultes manquent de lactase à leur naissance, tous les bébés en bonne santé en ont suffisamment. En outre, la quantité de lactose dans le lait de femme est d'environ 7 %, alors qu'elle est de 4,5 % dans le lait de vache.

Les humains, lorsqu'ils sont bébés, peuvent boire le lait maternel riche en lactose, mais finissent par manquer de lactase en grandissant. Ainsi la nature nous signifie qu'un adulte ne doit pas boire de lait.

Si vous aimez le lait simplement pour son goût, je vous conseille vivement d'en boire moins souvent et d'essayer de boire du lait qui n'a pas été homogénéisé et qui a été pasteurisé à basse température. On ne devrait jamais inciter les enfants et les adultes à boire du lait, s'ils ne l'aiment pas.

Boire du lait ne fait aucun bien à l'organisme.

Pourquoi un excès de protéines animales est toxique

Dans *Le régime Shinya*, je conseille à mes patients de manger surtout des céréales et des légumes, et de limiter les produits d'origine animale, tels que la viande, le poisson, les produits laitiers et les œufs, de sorte que ces produits représentent tout au plus 15 % des calories quotidiennes.

Il est fréquent que les nutritionnistes vantent les protéines animales comme étant riches en éléments de qualité, qui sont dégradés et absorbés par les acides aminés dans l'intestin et finissent par se transformer en sang ou en muscles. Cependant, peu importe si la nourriture est bonne, car si vous en consommez plus que c'est nécessaire, elle empoisonnera l'organisme. Ceci est particulièrement vrai si vous consommez de grandes quantités de protéines animales, car elles ne seront pas complètement dégradées et assimilées par le système digestif. Bien au contraire, elles se décomposeront dans l'intestin, en produisant de grandes quantités de toxines telles que le sulfure d'hydrogène, l'indole, le méthane, l'ammoniac, l'histamine et la nitrosamine. Il y aura aussi production de radicaux libres. Afin de neutraliser ces toxines, de grandes quantités d'enzymes seront utilisées dans l'intestin et dans le foie.

La quantité indispensable de protéines dont on a besoin est d'environ 1 gramme par kg de poids corporel. En d'autres termes pour une personne qui pèse 61 kg, 60 grammes de protéines par jour suffisent. Mais en réalité, d'après les statistiques la consommation de protéines aux États-Unis varie de 88 à 92 grammes pour les hommes et de 63 à 66 grammes pour les femmes. De toute évidence, c'est trop.

Les protéines en excès finissent pas être évacuées dans l'urine mais, entre temps, le corps a subi des dommages considérables. D'abord, les protéines en excès sont transformées en acides aminés par les enzymes digestives et ces acides aminés sont ensuite dégradés dans le foie avant d'entrer dans le sang. Étant donné que le sang devient alors plus acide, de grandes quantités de calcium sont extraites des os et des dents pour neutraliser l'acidité. Le calcium et le sang oxydé sont alors filtrés par les reins, l'excès de protéines étant évacué avec une grande quantité d'eau et de calcium. Inutile de dire qu'une grande quantité d'enzymes est également utilisée au cours de ce processus.

Si vous ingérez des protéines en excès en consommant de la viande (ainsi que de la nourriture industrielle qui contient de la viande) et du lait (ainsi que les produits laitiers) les dégâts causés à votre santé peuvent être plus graves encore. Pourquoi ? Parce que ces aliments d'origine animale ne contiennent pas de fibres alimentaires. Ils accélèrent la détérioration de votre intestin.

Les fibres alimentaires ne peuvent pas être dégradées par les enzymes digestives de l'homme. Des exemples typiques sont la cellulose et la pectine qu'on trouve dans les plantes et la chitine dans la carapace des crabes et dans les crevettes.

Si vous mangez beaucoup de viande et manquez de fibres alimentaires, les selles sont moins abondantes, ce qui cause la constipation et la stagnation des selles. De plus, si on néglige ce problème, des diverticules (cavités en forme de poche) se développent sur les parois intestinales là où les toxines et les résidus fécaux se sont accumulés, favorisant le développement de polypes et du cancer.

Pourquoi la graisse des poissons n'obstrue pas nos artères

Jusqu'ici j'ai mentionné seulement la viande quand j'ai parlé des protéines animales, mais même le poisson peut présenter les mêmes risques pour la santé, s'il est consommé en excès.

Cependant, selon mes données cliniques, il y a une différence intéressante entre « les intestins d'une personne qui mange de la viande » et « les intestins d'une personne qui mange du poisson ». Mes patients qui mangent surtout du poisson n'ont pas de diverticules, aussi mauvais que puisse être l'état de leur intestin. De nos jours, dans de nombreux ouvrages de médecine, voici ce que vous pouvez lire : peu importe si vous mangez de la viande, du poisson ou des produits laitiers, car lorsque vous consommez une grande quantité de nourriture d'où sont absentes les fibres alimentaires, vous aurez des diverticules. Mais d'après ma propre expérience clinique, j'ai constaté que les personnes qui mangent peu ou pas de viande mais beaucoup de poisson ont des parois intestinales rigides qui sont affectées par des spasmes mais qui ne sont pas endommagées au point d'avoir des diverticules.

Pourquoi cette différence ? À mon avis elle provient de la nature de la graisse qui se trouve dans la viande et qui n'est pas la même que celle qui se trouve dans le poisson.

En général, on fait les distinctions suivantes entre la graisse de la viande et celle du poisson : les acides gras saturés de la viande sont nocifs pour l'organisme, alors que les acides gras insaturés du poisson sont bons parce qu'ils diminuent le taux de cholestérol. Mais il y a une explication plus simple, si on se place du point de vue de la physiologie : la graisse d'un animal dont la température corporelle est plus élevée que la température du corps humain est mauvaise tandis que la graisse d'un animal dont la température corporelle est inférieure à celle du corps humain est bonne.

La température du corps d'une vache, d'un cochon ou d'un oiseau est normalement de 38,5 ° à 40 °, température plus élevée que celle du corps humain (37 °). La température du corps d'un poulet est encore plus élevée 41, 5 °. La graisse de ces animaux dans son état le plus stable est à la température du corps de l'animal en question. Ainsi lorsque cette graisse pénètre dans le corps humain dont la température est inférieure, elle devient gluante et se durcit. Cette graisse gluante épaissit le sang. Le sang épaissi se ralentit, il tend à stagner et à obstruer les vaisseaux.

D'autre part, les poissons étant des animaux à sang froid, dans des conditions normales la température de leur corps est bien inférieure à celle de l'homme. Que se passe-t-il quand de la graisse de poisson pénètre dans l'organisme humain ? Comme la graisse que vous chauffez dans une poêle, elle fond et devient fluide. L'huile de poisson, lorsqu'elle entre dans le circuit sanguin de l'homme, rend le sang fluide, en diminuant le taux de mauvais cholestérol.

Même quand on consomme le même poids de graisse, la chair des poissons est nettement meilleure que celle des animaux à sang chaud pour l'organisme humain, parce qu'elle pénètre dans le circuit sanguin à l'état fluide.

Mangez le poisson à chair rouge, tant qu'il est frais

On peut distinguer en gros deux catégories de poissons : les poissons à chair rouge et les poissons à chair blanche.

On considère en général les poissons à chair blanche comme meilleurs pour la santé, car les poissons à chair rouge ont tendance à s'oxyder plus rapidement, parce qu'ils contiennent beaucoup de fer.

Le thon et la bonite sont appelés poissons à chair rouge du fait que leurs muscles contiennent des protéines spéciales appelées myoglobines, qui sont rouges.

Les myoglobines sont des protéines globulaires qui emmagasinent l'oxygène et sont formées à partir d'une chaîne de polypeptides, qui sont des acides aminés, et de la polyferrine, une sorte de fer. On peut trouver les myoglobines dans les muscles d'animaux qui nagent sous l'eau pendant de longues périodes, les dauphins, les baleines et les phoques par exemple. Il en est ainsi parce que les myoglobines sont capables d'emmagasiner de l'oxygène dans les cellules jusqu'à ce que celui-ci soit utilisé pour le métabolisme. En général les muscles des animaux sont également rouges à cause de la myoglobine.

Le thon et la bonite ont beaucoup de myoglobine parce qu'ils nagent dans l'océan à des vitesses prodigieuses, ce qui exige que leurs muscles reçoivent continuellement de grandes quantités d'oxygène. Pour éviter toute carence en oxygène, ces poissons stockent de grandes quantités de myoglobine dans leurs muscles. Comme les poissons à chair rouge contiennent beaucoup de myoglobine, leur chair s'oxyde dès qu'elle est mise en filets et exposée à l'air. C'est pour cette raison qu'on considère les poissons à chair rouge comme relativement mauvais pour la santé. Par ailleurs, les poissons à chair blanche ne contiennent pas de myoglobine. Ainsi, même s'ils sont coupés et mis en filets, ils ne s'oxydent pas aussi rapidement.

Cependant les poissons à chair rouge ont plus d'agents antioxydants comme le DHA et l'EPA. En outre on trouve beaucoup de fer dans la myoglobine sous sa forme naturelle. Aussi ces poissons peuvent-ils être bénéfiques pour ceux qui souffrent d'anémie. Mais quand ce fer s'oxyde, il se transforme en oxyde de fer, qui est plus nocif que bénéfique pour une personne anémiée. Donc, quand vous mangez du poisson à chair rouge, veillez à choisir celui qui est le plus frais.

J'adore le sushi au thon. Quand j'en mange de temps en temps, je fais toujours enlever une épaisseur de 5 mm à la surface, c'est-à-dire la partie qui a été exposée le plus longtemps à l'air et qui s'est oxydée.

Si on accepte de consacrer un peu de temps et de faire quelques efforts, on peut transformer un poisson à chair rouge en un aliment de grande qualité. Par exemple dans la préfecture de Kochi, il existe une spécialité locale que l'on appelle *katsuo no tataki* (bonite crue saisie). C'est une méthode de cuisson qui consiste à passer le poisson au feu. Étant donné la rapidité avec laquelle il est saisi, les protéines se transforment. La partie extérieure du poisson protège de l'oxydation le reste de la chair qui ainsi n'est pas exposée à l'oxygène. Incidemment, cette méthode de cuisson a également l'avantage de tuer les parasites qui ont tendance à s'enkyster dans la peau du poisson.

Malgré cela, étant donné que la chair du poisson consiste en protéines animales, vous devez veiller à ne pas en consommer trop. De plus, des rapports récents ont signalé que le taux de mercure dans le thon augmente. Des examens sanguins ont révélé que certaines personnes avaient un taux de mercure extrêmement élevé dans leur sang. Si vous êtes amateur de thon, faites-vous examiner au moins une fois. Nous devons tous prendre conscience du fait que la pollution du sol et de la mer sont en rapport avec notre santé. La vigilance s'impose.

Le repas idéal se compose de 85 % de végétaux et de 15 % de produits d'origine animale

Selon *Le régime Shinya,* la proportion de fruits, de légumes, de légumineuses et de céréales dans un repas doit être de 85 % contre 15 % pour les produits d'origine animale. On me pose souvent cette question : « Si je diminue la viande dans cette proportion, ne vais-je pas manquer de protéines qui sont indispensables ? » Je réponds qu'il ne faut pas se tracasser. Même avec un régime végétarien, on peut avoir suffisamment de protéines.

Comme la plupart des animaux et des plantes, le corps humain est constitué surtout de protéines. Mais même si vous mangez beaucoup d'aliments riches en protéines, tels que la viande et le poisson, cela ne signifie pas nécessairement que les protéines serviront directement à vous fortifier. En effet les protéines proviennent des acides aminés, et les acides aminés n'ont pas tous les mêmes structures.

Dans notre intestin, les protéines sont absorbées par les parois intestinales seulement après qu'elles ont été dégradées par les enzymes digestives pour devenir des acides aminés. Les acides aminés absorbés sont à nouveau synthétisés dans le corps pour devenir les protéines indispensables.

Environ vingt espèces d'acides aminés constituent les protéines humaines. Sur les vingt acides aminés, huit ne peuvent pas être synthétisés par notre organisme. Ces huit acides sont la lysine, la méthionine, le trytophane, la valine, la thréonine, la leucine, l'isoleucine et la phénylalanine, appelés collectivement « acides aminés essentiels ». Ces acides aminés sont précieux car, s'il ne vous en manque qu'un, vous pouvez avoir des troubles graves de la nutrition. Aussi est-il absolument nécessaire de les inclure tous les jours dans votre régime alimentaire.

On considère les protéines animales comme de bonnes protéines car elles contiennent tous les acides aminés essentiels. C'est pour cette raison que les nutritionnistes recommandent de prendre tous les jours des protéines animales. Les protéines végétales contiennent également de nombreux acides aminés essentiels, mais pas tous. Les céréales, les légumineuses, les légumes, les champignons, les fruits et les algues contiennent tous beaucoup d'acides aminés. De nombreuses personnes sont surprises quand on leur dit que la *nori* (une algue séchée) contient 37 % de protéines, mais nombreuses sont celles qui savent que le varech est une mine d'acides aminés.

Parmi les végétaux que l'on mange, les graines de soja ont la réputation d'être la « viande végétale » car elles contiennent de nombreux acides aminés. La quantité d'acides aminés essentiels dans les graines de soja (à l'exception de la thréonine dont le taux est légèrement inférieur à la moyenne) est à peine inférieure à celle que l'on trouve dans la viande, et les acides aminés du soja se digèrent beaucoup plus facilement sans diminuer les enzymes souches comme le fait la viande.

Bien sûr, il n'est pas bon de consommer trop de protéines végétales, mais si vous considérez le fait que les végétaux contiennent beaucoup de fibres alimentaires et pas de graisse d'origine animale, je vous recommande de privilégier les protéines végétales, en les complétant de temps en temps avec une petite quantité de protéines animales, de préférence du poisson.

Si vous considérez les différents végétaux que l'on mange, il est vrai qu'aucun légume ne possède tous les acides aminés essentiels. Mais, en règle générale, nous ne mangeons pas qu'une seule espèce d'aliment au cours d'un repas. Si nous combinons astucieusement des céréales comme aliment de base, des légumes variés et de la soupe, nous pouvons avoir suffisamment d'acides aminés essentiels avec une alimentation simplement végétarienne.

Le riz blanc est un aliment mort

Récemment de nombreuses personnes se sont mises à réduire leur consommation de riz parce qu'elles croient que les hydrates de carbone les feront grossir. Cependant, vous avez tort de penser que le riz vous fera prendre du poids. De 40 à 50 % de ma ration alimentaire consiste en céréales, mais comme mes repas sont bien équilibrés, je ne prends jamais de poids.

Cependant ma nourriture de base n'est pas le riz blanc poli qu'on mange généralement. C'est du riz brun auquel j'ajoute environ cinq autres céréales, telles que des flocons d'orge, du millet, du sarrasin, du quinoa, de l'amarante, des flocons d'avoine, de l'avoine complète et du boulgour. Je mélange ces céréales avec mon riz brun, ce qui constitue mon alimentation de base. Je choisis des céréales fraîches, entières, non raffinées, toutes biologiques.

La saison de la récolte du riz est brève. Aussi n'est-il pas possible d'avoir toujours du riz qui vient d'être récolté. C'est pourquoi j'achète le riz brun sous vide pour éviter qu'il soit exposé à l'oxygène. Une fois que le sac est ouvert, j'essaie de manger le contenu en moins de 10 jours car le riz s'oxyde quand il est exposé à l'air. Le riz blanc s'oxyde beaucoup plus vite que le riz brun car il est décortiqué. C'est comme ce qui se passe pour les pommes qui, une fois pelées, changent immédiatement de couleur et deviennent brunes.

Le riz que nous mangeons est une graine. Cette graine, sous sa forme originale, est entourée d'une enveloppe. Quand on enlève cette enveloppe, il reste ce qu'on appelle généralement le riz brun. Quand on a enlevé toutes les couches de son du riz, il reste le germe. Quand ce germe est enlevé, il n'y a plus que l'albumen, c'est-à-dire le riz blanc.

La plupart des gens préfèrent le riz blanc, parce qu'il est blanc, tendre, a un goût sucré et une plus belle apparence, mais en réalité le riz blanc est du riz dont la plupart des substances nutritives ont été enlevées. C'est un aliment mort.

Si vous laissez à l'air une pomme ou une pomme de terre pelée, elle s'oxyde et brunit. Le riz raffiné (bien que sa couleur ne change pas) s'oxyde bien plus rapidement que le riz brun car il a été décortiqué. Le riz blanc a vraiment bon goût quand il sort du décortiqueur car il ne s'est pas encore oxydé.

Cependant le riz blanc ne contient plus le son ou le germe du riz. Aussi, même si on le fait tremper dans l'eau, gonfle-t-il sans germer. Au contraire le riz brun peut germer si on le fait tremper dans l'eau à la bonne température. Cette nourriture vivante a un potentiel de vie. C'est pourquoi je dis que le riz blanc est un aliment qui n'a pas de vie, c'est-à-dire un aliment mort.

Les graines contiennent de nombreuses enzymes si bien qu'elles peuvent germer quand elles se trouvent dans un environnement favorable. Les graines contiennent aussi une substance appelée inhibiteur de trypsine, qui empêche le germe de se développer. Il n'est pas bon de manger des céréales, des haricots et des pommes de terre crus, car il faut une grande quantité d'enzymes pour neutraliser et digérer les inhibiteurs de trypsine. Cependant puisque ces derniers sont dégradés et deviennent plus faciles à digérer sous l'effet de la chaleur, il vaut mieux manger cuits les céréales, les haricots et les pommes de terre.

Les céréales non raffinées sont bourrées de nutriments bénéfiques pour l'organisme. Elles contiennent en proportion bien équilibrée des nutriments importants, par exemple les protéines, les hydrates de carbone, les lipides, les fibres alimentaires, les vitamines B1 et E, et des éléments tels que le fer et le phosphore.

Quelle que soit la qualité du riz blanc, il ne contient qu'environ 1/4 des nutriments du riz brun. De nombreux nutriments sont rassemblés dans le germe. C'est pourquoi quand vous mangez du riz, il vaut mieux au moins garder le germe intact.

On prétend souvent que le riz brun est très difficile à cuire, mais aujourd'hui on peut acheter des marmites qui y parviennent sans difficulté. On peut aussi se procurer ce qu'on appelle du riz brun *hatsuga*, c'est-à-dire du riz brun qui a commencé à germer légèrement. Le riz brun *hatsuga* peut être cuit dans des marmites qui ne parviennent pas à cuire le riz brun et il est délicieux.

Le blé est également bon sous forme de céréale complète. S'il est raffiné, sa valeur nutritionnelle diminue considérablement. Si vous aimez le pain et les pâtes, il vaut mieux choisir le pain et les pâtes faits avec de la farine de blé complète.

Pourquoi les carnivores mangent les herbivores

La règle de base pour la nourriture est de manger les aliments quand ils sont frais.

Ce qui est frais est meilleur parce que plus l'aliment est frais, plus il contient d'enzymes. Ces enzymes peuvent ensuite être converties en quelques-unes des 5 000 enzymes dont a besoin l'organisme pour fonctionner. Il existe d'innombrables espèces d'animaux sur terre et ils ont tous un régime alimentaire qui leur est propre, mais ils ont un trait commun : ils apprécient les aliments riches en enzymes. Nous, les hommes et les femmes, avons-nous oublié cette règle de base édictée par la nature ? Des spécialistes ont élaboré des théories modernes sur la nutrition en examinant les nutriments qu'on trouve dans les aliments, en les classant et en comptant les calories. Cependant le facteur essentiel, le facteur enzyme, a été complètement oublié. Ainsi on mange une grande quantité d'aliments morts dépourvus d'enzymes.

On peut dire la même chose au sujet de la nourriture pour animaux de compagnie. De nos jours cette nourriture ne contient pas d'enzymes. En conséquence, de nombreux animaux de compagnie souffrent de toutes sortes de maladies. C'est pourquoi je ne donne pas cette nourriture à mes chiens. Je les nourris plutôt avec du riz brun, celui que je mange. Cela peut paraître étrange que des chiens mangent du riz brun, mais ils sont très heureux quand je leur donne ce riz que je saupoudre d'une algue. Ils aiment aussi manger des légumes et des fruits. C'est à celui qui dévorera des tiges de brocoli à peine cuites dans l'eau.

Quand il s'agit de carnivores, vous pensez peut-être qu'il leur faut seulement de la viande, mais vous vous trompez. Ils ont également besoin de légumes. Alors pourquoi ne mangent-ils que de la viande ? Parce qu'ils n'ont pas les enzymes capables de dégrader les végétaux. Mais cela ne signifie pas qu'ils n'ont pas accès à des sources d'enzymes en provenance de l'extérieur.

Vous comprendrez cela quand vous observerez que les carnivores à l'état sauvage ne mangent que des herbivores. Après avoir capturé leur proie, la première chose que les carnivores mangent, ce sont les intestins, dans lesquels les plantes mangées par l'herbivore, avec certaines enzymes, étaient en train d'être digérées. De cette manière les carnivores mangent les plantes qui ont été digérées et sont en train d'être digérées dans l'estomac et les intestins de l'herbivore.

Les carnivores ne mangent que les herbivores et les herbivores ne mangent que des plantes. C'est la loi de la nature. Si vous ne respectez pas cette loi, vous en subirez certainement les conséquences. Un exemple typique en est l'ESB, l'encéphalite spongiforme bovine, ou maladie de la vache folle.

La cause de cette maladie n'est pas complètement connue de nos jours, mais ce que nous savons, c'est que le cerveau commence à se transformer en éponge à la suite d'un changement anormal que subissent les prions, une particule de protéine qui manque d'acide nucléique. Mais quelle est la cause de ce changement anormal dans les prions ? Les recherches faites jusqu'à maintenant ont prouvé que l'ESB s'est répandue à la suite de distribution de nourriture contenant des os broyés (fabriquée à partir de viande, de peau et d'os, déchets qui résultent de la préparation industrielle de la viande). Selon les sources officielles, aux États-Unis et au Japon, ainsi que dans d'autres pays, l'ESB est due à la contamination génétique de la poudre d'os broyés. Mais à mon avis, donner à des vaches, qui sont des animaux herbivores, de la poudre d'os est une aberration.

Cette pratique a eu pour origine l'intérêt personnel borné de l'homme. Une nourriture consistant en poudre d'os broyés augmente le taux de protéines et de calcium dans le lait de vache. Le lait qui contient davantage de protéines et de calcium peut être vendu plus cher. C'est pourquoi je crois que l'ESB est causée par l'égoïsme et l'arrogance de l'homme, qui a refusé de tenir compte des lois de la nature.

Finalement le type et la quantité de nourriture que les animaux, y compris les hommes, doivent manger sont déterminés par les lois de la nature. Vous ne pouvez mener une vie saine en ne les prenant pas en considération.

Pourquoi les hommes ont 32 dents

Comme je l'ai déjà dit, le repas idéal équilibré comprend 85 % de végétaux et 15 % de produits d'origine animale. En fait je suis parvenu à établir ces proportions en considérant le nombre de dents qu'ont les hommes. La dentition est en rapport avec le type de nourriture que chaque espèce doit manger. Par exemple les dents des carnivores sont très pointues, comme nos canines. Elles conviennent bien pour arracher la chair des os de leur proie. Au contraire les herbivores ont des dents semblables à nos incisives, minces et rectangulaires, qui conviennent pour arracher les végétaux. Ils ont aussi des molaires, qui écrasent les végétaux une fois qu'ils ont été arrachés.

Cela peut paraître insensé de compter les dents d'un animal afin d'établir quel est le meilleur régime alimentaire pour cet animal, mais, en fait, ce n'est pas une idée si nouvelle. Dans le passé on a souvent affirmé qu'il existe un rapport étroit entre les types de dents et le régime alimentaire idéal.

Les hommes ont en tout 32 dents (y compris les dents de sagesse). Voici le décompte : 4 incisives à la mâchoire supérieure et 4 à la mâchoire inférieure, 2 canines en haut et 2 canines en bas, 10 molaires en haut et 10 molaires en bas. Ainsi, chez les hommes, la proportion est de 1 canine pour 2 incisives et pour 5 molaires : 1 canine pour manger de la viande. 2 incisives et 5 molaires, soit en tout 7 dents pour une alimentation végétarienne.

Si nous transposons ces données, quelle doit être la proportion de végétaux et de produits d'origine animale dans notre régime alimentaire ? Le rapport est de 7 à 1, ce qui correspond à 85 % d'aliments à base de plantes et à 15 % d'origine animale.

En résumé voici le régime alimentaire idéal pour l'homme :

- La proportion d'aliments à base de plantes par rapport aux aliments d'origine animale doit être de 85 à 90 % d'une part, de 10 à 15 % d'autre part.
- En gros, les céréales doivent représenter 50 %, les légumes et les fruits de 35 à 40% et les aliments d'origine animale de 10 à 15 %.
- Environ 50 % de l'alimentation doit consister en céréales complètes.

La proportion de légumes peut vous sembler exagérée, mais considérez le chimpanzé, l'animal dont les gènes sont les plus semblables à ceux de l'homme (98,7 % sont identiques). L'alimentation des chimpanzés est végétarienne à 95,6 %. La répartition est la suivante : 50 % de fruits, 45,6 % de fruits à écale (cacahuètes, etc.), de pommes de terre, de racines et le reste, soit 4,4 %, consiste en aliments d'origine animale, c'est-à-dire surtout en insectes (fourmis, etc.) Cela va sans dire, les chimpanzés ne mangent pas de poisson.

J'ai examiné l'appareil digestif des chimpanzés avec un endoscope. Il est tellement semblable à celui des hommes qu'en le regardant je ne pouvais pas savoir si c'était celui d'un homme ou celui d'un chimpanzé. Et ce qui m'a le plus surpris, c'est la propreté de leur estomac et de leur intestin.

Les animaux sauvages, à la différence des hommes, meurent dès qu'ils tombent malades. Ils savent par instinct que la nourriture entretient leur vie et protège leur santé.

Je pense que nous, les hommes, nous devons apprendre certaines choses de la nature et faire preuve d'une plus grande humilité pour retrouver les principes de base de l'alimentation.

Pourquoi une bonne mastication et la modération sont bénéfiques pour la santé

Dans le chapitre 1 j'ai expliqué comment la nourriture normale bien mastiquée est mieux digérée que le riz qu'en général on ne mastique pas aussi bien. Une bonne mastication a beaucoup d'autres avantages, le plus important étant qu'elle permet de conserver les enzymes souches.

J'essaie toujours de mâcher chaque bouchée de 30 à 50 fois. Si je mastique de la nourriture normale, elle se transforme en bouillie et descend dans ma gorge sans le moindre effort. Mais quand je mange de la nourriture dure ou des aliments difficiles à digérer, je mâche de 70 à 75 fois. Le corps humain est fait de telle façon que plus on mâche, plus les glandes salivaires sécrètent de salive, et comme celle-ci se mélange bien avec les sucs gastriques et la bile, le processus digestif s'effectue facilement.

Notre muqueuse intestinale peut absorber des substances d'une taille de 15 microns (0,015 mm). Tout ce qui est plus grand sera évacué. Ainsi, si vous ne mastiquez pas bien, la plus grande partie de la nourriture que vous mangez sera perdue car elle ne sera pas absorbée.

Quand je dis cela, les jeunes femmes me rétorquent souvent : « Si la nourriture n'est pas absorbée, je ne prendrai pas de poids, n'est-ce pas une bonne chose ? » Ce n'est pas aussi simple. Les aliments se décomposent et fermentent de façon anormale dans l'intestin quand ils ne sont ni digérés ni absorbés, tout comme dans le cas d'excès alimentaire. La décomposition crée toutes sortes de toxines, qui consomment de grandes quantités d'enzymes.

De plus, comme il y a une grande différence entre la rapidité avec laquelle sont absorbés les aliments digestes et ceux qui sont difficiles à digérer, même si vous prenez un repas bien équilibré, vous pouvez encore manquer de certains nutriments. Vous pouvez surtout courir le risque de manquer d'oligoéléments.

Récemment le nombre de gens qui prennent du poids par suite d'un excès de calories mais qui manquent des nutriments essentiels est en augmentation. C'est en général la conséquence d'un régime alimentaire mal équilibré ainsi que d'une mauvaise digestion et d'une mauvaise absorption dues à une mastication insuffisante.

En fait bien mastiquer est préférable pour ceux qui veulent perdre du poids car les repas prennent davantage de temps. Quand vous mangez, votre taux de glucose augmente et votre appétit diminue, ce qui vous empêche de faire des excès. En mastiquant bien, vous vous sentez rassasié plus rapidement. Ainsi vous n'avez pas à faire appel à votre volonté pour diminuer votre quantité de nourriture ; tout naturellement vous mangez moins.

Autre avantage : la bonne mastication tue les parasites. De nos jours, nous ne voyons pas d'insectes sur les légumes, mais il y a encore de nombreux parasites dans la bonite, le calmar et le poisson d'eau douce. Ils sont minuscules, et si vous ne mastiquez pas bien, vous les avalerez tels quels. Ils commenceront alors à vivre aux dépens de vos organes internes. Cependant on sait que si vous mâchez de 50 à 70 fois, les parasites sont détruits dans votre bouche.

Une fois que vous commencez à choisir de bons aliments pour vos repas, vous choisissez naturellement des légumes biologiques et du poisson sauvage au lieu du poisson d'élevage. De nombreux insectes peuvent se trouver dans ces légumes, étant donné qu'ils sont cultivés naturellement, mais vous ne devez pas craindre les parasites et les insectes si vous savez qu'une bonne mastication vous protège.

On pourrait croire que plus on mâche, plus on sécrète de salive et qu'alors on utilise plus d'enzymes. Mais ce n'est pas exact. Le nombre d'enzymes utilisées en mastiquant bien est nettement inférieur au nombre d'enzymes utilisées si la nourriture mal mastiquée entrait dans l'estomac pour être digérée. De plus en mastiquant bien, vous vous rassasiez de façon naturelle. Quand la quantité de nourriture que vous mangez diminue, le nombre d'enzymes utilisées pour la digestion et l'absorption diminue aussi. Du point de vue général, une bonne mastication a pour conséquence la préservation des enzymes.

Cela signifie que les enzymes souches ne sont pas consommées dans le processus de la digestion de sorte qu'il en reste un plus grand nombre pour entretenir l'homéostasie, pour neutraliser les toxines, pour effectuer des réparations et pour fournir de l'énergie. En conséquence, votre résistance et votre système immunitaire se renforcent, ce qui vous permet de vivre plus longtemps.

De plus si vous ne faites pas d'excès de nourriture, la plus grande partie de vos aliments sera digérée et absorbée complètement et ainsi il y aura moins de chances pour que la nourriture non absorbée se décompose et que des toxines se multiplient dans les intestins. Les enzymes qui servent à neutraliser les toxines seront conservées. En fait si vous suivez *Le régime Shinya*, votre estomac et votre intestin seront en meilleur état au bout d'environ six mois, vos gaz et vos selles seront moins malodorants.

Peu importe si la nourriture est de bonne qualité et contient des nutriments indispensables. Si vous en prenez en excès, ils nuiront alors à votre santé. *Ce qui importe, c'est d'avoir un régime bien équilibré, de donner la préférence aux aliments naturels frais et de bien mastiquer.* Tenez compte de ces trois impératifs. Alors vous préserverez vos enzymes souches et vous jouirez d'une longue vie avec un corps en parfaite santé.

Vous ne pouvez pas rester en bonne santé en mangeant des aliments qui n'ont pas bon goût

Dans ce chapitre j'ai parlé des bons aliments qui aident à maintenir la vie et des mauvais aliments qui nuisent à la santé. La différence principale entre les « bons aliments » et les « mauvais aliments », ce sont les enzymes et la fraîcheur. J'ai également parlé de l'équilibre nécessaire dans la répartition des aliments et de la façon de les manger.

Au cours des âges, les hommes ont appris à cuire leur nourriture. Nous avons également appris à apprécier et à conserver différentes catégories d'aliments. Mais nous perdons de précieuses enzymes en faisant cuire notre nourriture.

Aucun animal sauvage ne mange d'aliments cuits ni de nourriture industrielle raffinée. Aussi certains nutritionnistes conseillent-ils de renoncer complètement à ce genre d'aliments et de ne manger que des aliments crus.

Cependant je ne crois pas que ce soit une bonne façon d'aborder la question. Pour vivre une vie saine, il est important d'éprouver du plaisir et de se sentir bien dans sa peau. Pour les hommes, la nourriture est une source de plaisir intense. Vous ne pouvez pas être en bonne santé si vous vous forcez à manger des aliments qui n'ont pas bon goût. C'est pourquoi selon *Le régime Shinya*, le plaisir qu'on éprouve à manger et l'adoption d'un régime alimentaire adéquat sont des facteurs importants pour rester en bonne santé. Une fois encore voici les points principaux du régime que je préconise :

- Respectez une proportion de 85 à 90 % pour les aliments d'origine végétale et de 10 à 15 % pour les aliments d'origine animale.
- Les céréales doivent représenter 50 %, les légumes et les fruits de 35 à 40 %.
- Mangez des céréales non raffinées qui constituent 50 % du régime.
- La nourriture d'origine animale doit provenir d'animaux comme les poissons, dont la température est inférieure à celle de l'homme.
- Mangez des aliments frais et non raffinés, si possible non traités.

- Évitez autant que possible le lait et les produits laitiers. (Les personnes qui sont intolérantes au lactose, prédisposées aux allergies ou qui n'aiment pas le lait et les produits laitiers doivent s'en abstenir complètement.)
- Évitez la margarine et les fritures.
- Mastiquez bien (de 40 à 70 fois chaque bouchée) et essayez de manger peu à chaque repas.

Ce n'est pas très difficile de continuer à apprécier vos repas si vous comprenez les mécanismes de votre organisme, si vous respectez les lois de la nature et si vous suivez ces points essentiels. Le plus simple, c'est d'adopter de bonnes habitudes dès l'enfance.

Si vous prenez du plaisir à manger, vous pouvez fort bien manger un steak bien épais ou du fromage et boire de l'alcool une fois de temps à autre. Si vous vous laissez aller exceptionnellement et veillez à votre alimentation le reste du temps, les enzymes souches continueront de protéger votre santé, car la santé est le résultat d'habitudes prises depuis longtemps.

Il importe surtout de suivre toujours un mode de vie sain susceptible de vous *donner du plaisir*.

Chapitre 3

Les Habitudes des Gens Riches et en Bonne Santé

Il y a toujours une raison pour laquelle les gens tombent malades : leurs habitudes alimentaires ne respectent aucune règle, leur façon de manger n'est pas la bonne, leur mode de vie est désastreux ou bien toutes ces raisons sont réunies.

Aux États-Unis depuis 1990, le taux de cancer et de décès par cancer chute régulièrement. Il me semble que ces résultats sont dus à la publication du rapport McGovern en 1977. Cette année-là le gouvernement américain a commencé à présenter les grandes lignes d'un régime alimentaire sain qui, peu à peu, a influencé la société.

De nos jours aux États-Unis, plus une personne se trouve à un niveau élevé de l'échelle socio-économique, plus elle se préoccupe d'améliorer ses habitudes diététiques. Ainsi les habitudes alimentaires des Américains qui ont le pouvoir économique, c'est-à-dire qui appartiennent aux couches supérieures de la société, sont tout à fait saines. Ils mangent plus de fruits et de légumes, et ont moins de steaks dégoulinant de graisse sur leur table. En conséquence il y a moins d'obèses, bien que dans l'ensemble l'obésité ait pris les proportions d'une épidémie. À ce qu'on dit, aux États-Unis un obèse ne peut devenir P.D.G., car on estime qu'une personne incapable de gérer sa propre santé est incapable de gérer correctement les affaires d'une société.

Alors pourquoi les habitudes alimentaires de la classe socio-économique supérieure diffèrent-elles notablement de celles du reste de la population ?

Une des raisons, c'est le coût. On paie souvent très cher les aliments qui sont plus frais, tels que les légumes et les fruits, ainsi que les produits biologiques cultivés sans engrais et sans traitement chimique. En règle générale plus la nourriture est de bonne qualité, plus elle est chère. Aussi aux États-Unis aujourd'hui y a-t-il deux catégories de personnes : les riches en bonne santé et la majorité de la population en mauvaise santé. Je pense que cette tendance ne changera pas, car les habitudes alimentaires de chaque classe sociale se transmettent d'une génération à l'autre.

La plupart des maladies résultent des habitudes plutôt que de l'hérédité

Quand ils atteignent la cinquantaine ou sont plus âgés, les hommes et les femmes ont souvent les mêmes maladies que leurs parents : diabète, hypertension, cardiopathie, cancer. Alors, on entend ce genre de remarque : « *C'était inévitable que j'aie un cancer parce que le cancer est fréquent dans la famille.* » Ce n'est pas vrai. Je ne prétendrai pas que les facteurs génétiques n'existent pas, mais une des causes principales des maladies « héréditaires » est la transmission des habitudes.

Les habitudes familiales sont gravées dans l'inconscient des enfants. La préférence pour certains aliments, certains modes de cuisson, certains styles de vie et certaines valeurs varie d'une famille à l'autre, mais les parents et les enfants qui grandissent dans le même foyer ont les mêmes préférences. Autrement dit, les enfants ont davantage tendance à contracter les mêmes maladies que leurs parents, non pas parce qu'ils ont hérité les gènes responsables de la maladie, mais plutôt parce qu'ils ont hérité les modes de vie responsables de la maladie.

Si les enfants héritent de bonnes habitudes, si par exemple ils consomment des aliments frais et de la bonne eau, s'ils ont un mode de vie raisonnable et ne prennent pas de nombreux médicaments, ils auront moins de difficulté à rester en bonne santé. Cependant, s'ils héritent de mauvaises habitudes, s'ils consomment beaucoup d'aliments oxydés, s'ils comptent trop sur les médicaments et continuent d'avoir un style de vie peu raisonnable, les enfants seront très vraisemblablement en mauvaise santé, peut-être encore plus que leurs parents.

Ainsi les enfants héritent les bonnes ou les mauvaises habitudes. Les adultes auxquels leurs parents ont dit depuis leur plus jeune âge qu'ils devaient boire du lait tous les jours puisque « c'est bon pour l'organisme », boivent probablement encore du lait, car les recommandations de leurs parents sont gravées dans leur mémoire. C'est seulement en réfléchissant sérieusement sur nos propres habitudes, en les examinant à la lumière des recherches récentes en diététique et en assumant notre responsabilité que nous pourrons transmettre une meilleure santé à la génération suivante.

Les habitudes reprogramment les gènes

Plus on prend de l'âge, plus il devient difficile de changer ses habitudes. En outre les habitudes qui s'impriment dans notre esprit quand nous sommes jeunes exercent souvent une influence considérable sur toute notre vie. Il est donc important de donner aux enfants de bonnes habitudes dès leur plus jeune âge.

On a effectué des recherches considérables et du même coup on a mis l'accent de façon excessive sur l'éducation des bébés, le développement du cerveau et l'apprentissage de la concentration chez des enfants qui sont trop jeunes pour se souvenir de certaines choses. Mais on n'a pas fait suffisamment de recherche en ce qui concerne la prise de conscience des problèmes de santé. Le développement intellectuel est un point important pour l'éducation et la socialisation, mais la connaissance précise de la façon dont les habitudes saines s'impriment dans l'esprit des enfants est tout aussi importante. Même si vous envoyez vos enfants dans les meilleures écoles, ils ne peuvent avoir une vie épanouie, s'ils ne sont pas en bonne santé.

La plupart des Américains prennent leurs repas en toute confiance dans leurs restaurants ou leurs fast-foods favoris et confient leur santé à leur docteur, mais ils ne savent pas grand-chose sur les médicaments qu'ils prennent. Si je peux m'exprimer en tant que médecin, je pense que trop de gens n'ont pas de connaissances médicales suffisantes. Personnellement, je crois que la condition physique d'un individu est déterminée principalement par deux facteurs : ce qu'il hérite de ses parents et le mode de vie qu'il a eu durant sa jeunesse.

Prenons un exemple : si vos parents n'ont pas assez d'enzymes pour dégrader l'alcool, vous aussi vous n'en aurez pas suffisamment. Cependant, si vous augmentez graduellement la quantité d'alcool que vous buvez, le nombre d'enzymes utilisées par votre foie augmentera également et en fin de compte vous pourrez boire une bonne quantité d'alcool. En fait vous développerez votre tolérance à l'alcool.

Ceci est surtout vrai si vos parents, qui n'avaient pas assez d'enzymes pour dégrader l'alcool, ont fini par développer une tolérance. Les personnes qui ont ce genre de parents ont toutes les chances de croire qu'elles peuvent aussi développer une tolérance si elles continuent de boire. Mais si vous constatez que vos parents, qui ont une intolérance à l'alcool, s'abstiennent de boire, alors il y a plus de chances que vous admettiez que vous aussi êtes incapable de boire de l'alcool.

Ce n'est peut-être pas le meilleur exemple, mais la vérité est que de bonnes habitudes triomphent de mauvais gènes.

Même si vos parents ont pu être génétiquement prédisposés au cancer, si vous prenez bien soin de votre santé, si vous adoptez un mode de vie raisonnable et vivez sans histoire, vos enfants apprendront probablement que les gènes liés au cancer ne doivent pas nécessairement mener au cancer, et ils pourront suivre votre exemple pour ne pas avoir de cancer. Si de bonnes habitudes alimentaires et un mode de vie raisonnable sont transmis de génération en génération, « les gènes liés au cancer » s'affaibliront graduellement de génération en génération. Autrement dit, hériter de bonnes habitudes vous permet de « reprogrammer » les gènes.

De même les enfants élevés au biberon ne sont pas condamnés à être en mauvaise santé une fois devenus adultes. Ces enfants que leur mère n'a pas pu allaiter ont davantage tendance à avoir des allergies que les enfants nourris au sein. Cependant, une fois qu'ils ont été sevrés du lait en bouteille, s'ils veillent à leur régime alimentaire et continuent d'acquérir de bonnes habitudes au cours de leur existence, ils n'auront pas de maladies dues à leur mode de vie quand ils prendront de l'âge.

Par contre, si les enfants qui ont été élevés pour être en bonne santé en étant nourris au sein adoptent plus tard de mauvaises habitudes, par exemple s'ils consomment beaucoup de viande, de produits laitiers et d'aliments oxydés qui contiennent des additifs, ils pourront avoir des problèmes de santé.

On naît avec certains facteurs héréditaires, mais on peut changer ses habitudes avec un effort de volonté. Selon les habitudes qu'on acquiert, les facteurs héréditaires peuvent changer positivement ou négativement. Les bonnes habitudes salvatrices peuvent être également salvatrices pour la génération suivante.

Les habitudes les plus désastreuses sont la consommation d'alcool et de tabac

Les médecins ont surtout recours aux médicaments et à la chirurgie. Ceux qui font prendre conscience à leurs patients de l'importance des bonnes habitudes alimentaires sont, semble-t-il, peu nombreux. Pourtant il est reconnu que le cancer, les maladies cardiaques, le diabète et bien d'autres maladies sont dues, dans une large mesure, à l'alimentation.

Même si votre régime alimentaire s'améliore de manière significative, celui-ci seul ne peut pas vous empêcher complètement d'avoir certaines maladies car, outre la nourriture, il y a bien d'autres facteurs dans votre vie qui peuvent épuiser vos enzymes souches. En plus d'un régime alimentaire correct, il vous faudra aussi vous efforcer d'éliminer d'autres mauvaises habitudes afin de protéger votre santé.

Parmi ces mauvaises habitudes les plus désastreuses sont la consommation d'alcool et la consommation de tabac. La raison principale pour laquelle on les considère comme les plus désastreuses, c'est qu'elles créent une dépendance. Ainsi de nombreuses personnes ne peuvent passer une seule journée sans boire ou sans fumer.

Je peux tout de suite dire si une personne fume ou non en regardant son visage. Un fumeur a une couleur de peau grise tout à fait particulière. La peau devient grise quand on fume parce que non seulement les capillaires se contractent et empêchent l'oxygène et les nutriments d'atteindre les cellules, mais parce que les déchets et les cellules mortes ne peuvent être évacués. Autrement dit, cette couleur grise est due aux toxines qui s'accumulent dans les cellules de la peau.

Quand on parle de la nocivité des cigarettes, en général on insiste seulement sur l'accumulation du goudron dans les poumons. Mais la constriction des capillaires dans tout le corps est tout aussi grave et nocive pour l'organisme. Alors, les liquides ne peuvent plus circuler librement. Les nutriments n'atteignent pas certaines parties du corps. De plus les déchets ne peuvent être évacués. En conséquence ils s'accumulent et se décomposent, produisant des toxines. Il est facile de voir la « grisaille » de la peau, mais en fait, le même phénomène se produit à l'intérieur du corps, surtout là où se terminent les capillaires.

Souvent les vaisseaux sanguins d'une personne qui boit de l'alcool se contractent comme ceux d'une personne qui fume tous les jours. Certains prétendent qu'un peu d'alcool dilate les vaisseaux et améliore la circulation du sang. En fait, selon la nature de l'alcool, les vaisseaux sanguins ne peuvent se dilater que pendant 2 à 3 heures. Cette « dilatation des vaisseaux » les amène en fin de compte à se contracter. Alors les nutriments ne peuvent être absorbés, les déchets ne peuvent être évacués, les conséquences sont identiques à ce qui se produit quand on fume.

L'alcool et le tabac sont à l'origine d'une multitude de radicaux libres dans l'organisme. Leur neutralisation s'effectue grâce à un agent antioxydant, la superoxyde dismutase, et aux enzymes antioxydantes telles que la catalase, le glutathion et la peroxydase. On sait généralement que si l'on fume souvent, une grande quantité de vitamine C, qui est un agent antioxydant, est détruite.

Afin de neutraliser les radicaux libres, de grandes quantités d'enzymes antioxydantes sont utilisées. Des facteurs de notre vie quotidienne sur lesquels nous n'avons aucun contrôle – par exemple les ondes électromagnétiques et la pollution de l'environnement – produisent également des radicaux libres, mais certaines personnes consomment de leur plein gré du tabac et de l'alcool. De grandes quantités de radicaux libres sont alors produites, ce qui signifie que dans les deux cas les précieuses enzymes souches sont mises à contribution.

Le stock d'enzymes s'épuisera si vous continuez à y faire appel souvent, tout comme vous serez très rapidement endetté si vous continuez d'utiliser votre carte de crédit sans jamais alimenter votre compte. Suivre régulièrement un bon régime alimentaire et avoir des habitudes saines, c'est comme mettre régulièrement de l'argent de côté. Mais si vous continuez de dépenser de grosses sommes d'argent tous les jours, vous serez lourdement endetté. Les créditeurs finissent par vous rattraper et, dans le cas des enzymes, cela signifie que la maladie vous rattrapera. Si vous continuez de dépenser sans régler vos dettes, vous ferez banqueroute. En termes de santé, la banqueroute est plus grave que la banqueroute financière. Elle aboutit à la mort.

Des habitudes qui peuvent guérir le syndrome d'apnées du sommeil

Les habitudes quotidiennes sont souvent à l'origine des maladies. Cependant il suffit de les modifier quelque peu pour pouvoir guérir certaines d'entre elles. Un exemple est le syndrome d'apnées du sommeil, qui a récemment attiré l'attention.

Au cours de cette maladie la respiration cesse de façon intermittente quand on dort. Comme les muscles se détendent pendant le sommeil, lorsqu'une personne dort allongée sur le dos la base de sa langue s'affaisse et rétrécit la trachée. Les personnes atteintes d'apnées du sommeil ont un rétrécissement important de la trachée. L'occlusion temporaire les empêche de respirer. Ces personnes ont l'impression de suffoquer quand leur respiration s'arrête. Aussi s'éveillent-elles souvent pendant la nuit. Par suite de la privation de sommeil, elles sont somnolentes ou incapables de se concentrer au cours de la journée.

Cette affection ne provoque pas la mort par suffocation. Cependant le manque de sommeil non seulement diminue la fonction immunitaire et la fonction métabolique, mais il fatigue le système circulatoire en accroissant le risque de maladie cardiaque ou d'accident vasculaire cérébral en le multipliant par trois ou par quatre. Cette maladie est redoutable.

70 à 80 % des patients qui en sont atteints sont obèses. Tout d'abord on a pensé que l'obésité causait les apnées du sommeil en rétrécissant la trachée, mais on a démontré qu'il n'y avait pas de relation de cause à effet.

On distingue trois types d'apnées du sommeil. « L'apnée obstructive » se produit lorsque la trachée est obstruée ; « l'apnée centrale » se produit quand l'activité du centre respiratoire du cerveau diminue ; et « l'apnée mixte » est une combinaison des deux types d'apnée. En fait, il n'est pas difficile de guérir « l'apnée obstructive du sommeil », qui est la plus courante des trois types d'apnée. Le remède, c'est d'éviter de manger ou de boire quatre ou cinq heures avant d'aller se coucher. En termes simples, pour guérir l'apnée du sommeil, endormez-vous l'estomac vide.

La trachée est ainsi faite que seul l'air peut y entrer. Cependant, si vous avez encore de la nourriture dans l'estomac avant de vous endormir, celle ci remonte jusqu'à la gorge quand vous vous allongez. Alors, la trachée se rétrécit et la respiration cesse pour que le contenu de l'estomac ne passe pas dans la trachée.

Le fait que la plupart des gens atteints du syndrome d'apnées du sommeil soient obèses correspond à mon hypothèse. En effet si vous mangez juste avant de vous endormir le soir, vous sécrétez beaucoup d'insuline. Mais que vous mangiez des hydrates de carbone ou des protéines, l'insuline transforme ces substances en graisse. Ainsi, il est beaucoup plus facile de prendre du poids si vous mangez tard le soir, même si vous ne mangez rien qui soit « susceptible de faire grossir ». Autrement dit, vous ne contractez pas le syndrome d'apnées du sommeil parce que vous êtes obèse. C'est plutôt votre habitude de manger juste avant de vous coucher qui est responsable à la fois du syndrome d'apnées du sommeil et de l'obésité.

Certains buveurs ont coutume de prendre « un dernier verre » avant de se coucher, car ils pensent que c'est mieux que de prendre des somnifères, mais cette habitude est également dangereuse. La personne peut avoir l'impression qu'elle s'endort ainsi plus facilement. En fait il y a plus de chances que sa respiration s'arrête de façon intermittente, ce qui entraîne une baisse du taux d'oxygène dans son sang. Il en résulte un déficit en oxygène dans le muscle cardiaque et, dans le cas de personnes qui ont de l'artériosclérose ou un rétrécissement des coronaires, cela peut entraîner la mort.

La raison pour laquelle de nombreuses personnes meurent au lever du jour d'une crise cardiaque ou d'un infarctus du myocarde, c'est le reflux gastro-œsophagien qui survient quand on mange et qu'on boit tard dans la nuit. Les conséquences sont la fermeture de la trachée, une respiration irrégulière, une diminution du taux d'oxygène dans le sang et, finalement, un déficit en oxygène dans le muscle cardiaque.

Le risque augmente si on consomme de l'alcool en mangeant avant de s'endormir parce que, lorsqu'on boit de l'alcool, le centre respiratoire est affecté, ce qui diminue encore le taux d'oxygène dans le sang. Chez les personnes qui ont peu d'enzymes pour dégrader l'alcool, celui-ci reste plus longtemps dans leur sang. Aussi doivent-elles être extrêmement prudentes.

En outre il y a des gens qui donnent du lait chaud à leurs enfants au coucher parce que cela les aide à bien dormir. C'est également une mauvaise idée. Même si les enfants dînent vers 6 heures, ils ont encore de la nourriture dans l'estomac quand ils s'endorment puisqu'ils se couchent plus tôt que les adultes. Si, en plus, vous leur faites également boire du lait, le reflux gastro-œsophagien a plus de chances de se produire. En conséquence leur respiration devient irrégulière, elle s'arrête même parfois un bref instant, et quand l'enfant fait une respiration profonde, il inspire du lait qui peut facilement devenir allergisant. Je vois là une des causes de l'asthme chez l'enfant.

Bien que ce ne soit pas encore prouvé, d'après les données que j'ai recueillies auprès de mes patients je me suis aperçu que de nombreuses personnes qui avaient de l'asthme pendant leur enfance allaient se coucher tout de suite après avoir mangé ou buvaient du lait au coucher quand elles étaient jeunes.

Afin de prévenir des maladies telles que l'asthme, le syndrome d'apnées du sommeil, l'infarctus du myocarde et les crises cardiaques, prenez simplement l'habitude de vous endormir l'estomac vide.

Manger juste avant de s'endormir le soir est effectivement une mauvaise habitude.

Si toutefois vous ne pouvez pas supporter des fringales pendant la nuit, le mieux c'est de manger un fruit frais qui contient beaucoup d'enzymes environ une heure avant de vous coucher. Les enzymes qui se trouvent dans les fruits sont extrêmement digestes et passent de l'estomac dans les intestins en 30 ou 40 minutes environ. Donc vous n'avez pas à vous inquiéter de la possibilité d'un reflux gastro-œsophagien après vous être allongé, du moment que vous vous couchez environ une heure après avoir mangé le fruit.

Buvez de l'eau une heure avant les repas

Une « bonne habitude », que j'observe tous les jours, consiste à boire environ ½ litre d'eau une heure avant tous mes repas.

On dit souvent qu'il faut boire beaucoup de bonne eau chaque jour pour être en bonne santé, mais tout comme il y a une heure qui convient pour prendre les repas, il y a aussi une heure qui convient pour boire de l'eau. Je suis persuadé que les personnes qui cultivent des plantes comprendront. Après tout, un excès d'eau fait pourrir les racines. En conséquence les plantes se fanent et meurent. Il y a un moment approprié et une quantité d'eau appropriée pour arroser les plantes. Il en est de même pour l'eau que nous buvons.

Le corps humain est surtout constitué d'eau. Celui des bébés et des jeunes enfants est composé d'environ 80 % d'eau, celui des adultes de 60 à 70 % et celui des personnes âgées de 50 à 60 %. Les bébés ont une peau fraîche qui paraît jeune parce que leurs cellules contiennent beaucoup d'eau. Il est très important que l'on donne au corps humain beaucoup d'eau fraîche, de bonne qualité.

L'eau qui entre par la bouche est absorbée par l'appareil digestif avant d'être transportée jusqu'aux cellules de tout le corps par les vaisseaux sanguins. Plus il y a d'eau, mieux la circulation du sang se fait, ce qui favorise un bon métabolisme. Une bonne eau a aussi pour effet de diminuer le taux du cholestérol et des triglycérides dans le sang. Ainsi, les adultes devraient boire de 6 à 8 verres d'eau chaque jour et les gens âgés devraient en boire au moins 5.

Quel est le meilleur moment pour boire de l'eau ?

Si vous consommez trop d'eau juste avant les repas, votre estomac sera plein et vous perdrez votre appétit. Et, si vous buvez de l'eau pendant les repas, elle diluera les enzymes digestives de votre estomac, ce qui rendra plus difficile la digestion et l'absorption de la nourriture. Aussi, si vous avez besoin de boire de l'eau pendant vos repas, évitez d'en boire plus d'un verre à chaque repas.

Toutefois certains médecins conseillent de boire de l'eau avant d'aller se coucher ou quand on se réveille pendant la nuit – même si on n'a pas soif – afin d'empêcher le sang de s'épaissir. Personnellement je ne suis pas d'accord. Vous devez vous abstenir de boire de l'eau avant de vous coucher pour empêcher le reflux gastro-œsophagien. Même si c'est seulement de l'eau, quand l'eau se mêle au suc gastrique, remonte dans la trachée et est aspirée dans les poumons, vous courez le risque d'avoir une pneumonie.

La façon idéale de fournir de l'eau à votre corps, c'est d'en boire après votre réveil le matin et une heure avant chaque repas. Si vous ne prenez rien d'autre que de l'eau, elle ira de l'estomac à l'intestin en 30 minutes et elle ne gênera ni la digestion ni l'absorption des nutriments.

Voici comment je procède chaque jour :

- Je bois 1 à 3 verres d'eau dès le lever.
- Je bois 2 à 3 verres d'eau une heure avant le déjeuner de midi.
- Je bois 2 à 3 verres d'eau une heure avant le dîner.

Naturellement, on peut procéder différemment. Pendant l'été, tout le monde a besoin d'une plus grande quantité d'eau, en particulier les personnes qui suent abondamment. Cependant celles qui ont un appareil digestif fragile peuvent finir par avoir de la diarrhée si elles boivent trop d'eau. La quantité d'eau dont une personne a besoin varie selon la corpulence de la personne et il faut aussi tenir compte des besoins individuels. Si boire 6 verres d'eau cause de la diarrhée, alors réduisez la quantité que vous buvez à 1 verre et demi trois fois par jour et augmentez graduellement la quantité avec le temps.

Quand il fait froid, chauffez un peu l'eau puis buvez-la lentement. Boire de l'eau froide refroidit le corps. On prétend que la température du corps à laquelle les enzymes sont les plus actives est de 36 ° à 40 ° environ. Si la température du corps augmente de 0,5 ° à l'intérieur de ces limites, on pense que le système immunitaire accroît de 35 % son efficacité. Je crois qu'au cours des maladies la fièvre fait partie des défenses naturelles du corps, car la montée de la température corporelle active les enzymes.

L'eau et les enzymes souches font bon ménage

L'eau remplit de nombreuses fonctions dans le corps humain, mais la plus importante est l'amélioration de la circulation du sang et l'activation du métabolisme. Elle favorise également le développement de la flore bactérienne intestinale et la production des enzymes tout en évacuant les déchets et les toxines. Les dioxines, les polluants, les additifs alimentaires et les substances carcinogènes sont toutes évacuées du corps par de la bonne eau. Pour toutes ces raisons, les personnes qui ne boivent pas beaucoup d'eau seront plus facilement malades.

Par contre, si vous buvez beaucoup de bonne eau, vous courrez moins le risque de tomber malade. Quand l'eau humecte les régions du corps les plus facilement accessibles aux bactéries et aux virus, telles que les bronches ou la muqueuse gastro-intestinale, le système immunitaire est activé, ce qui rend ces régions moins vulnérables.

Si vous ne consommez pas beaucoup d'eau, les muqueuses des bronches se déshydratent et se dessèchent. Il y a production de glaires et de mucosités dans les bronches, mais s'il n'y a pas assez d'eau, celles-ci adhèrent aux bronches, facilitant ainsi la prolifération des bactéries et des virus.

L'eau est non seulement présente dans les vaisseaux sanguins mais elle joue aussi un rôle actif dans les vaisseaux lymphatiques, en nous aidant à rester en bonne santé. Si les vaisseaux sanguins sont comparables à une rivière, le système lymphatique est comparable à une canalisation d'égout. Il assume l'importante fonction de purifier, de filtrer et de transporter l'eau en excès, les protéines et les déchets. À l'intérieur des vaisseaux lymphatiques se trouvent des anticorps appelés gamma-globulines, qui ont des fonctions immunitaires, et des enzymes appelées lysozymes, qui combattent les bactéries. Afin que le système immunitaire fonctionne correctement, il faut absolument de l'eau de bonne qualité.

L'eau est indispensable à toutes les parties du corps. Un corps ne peut subsister sans suffisamment d'eau. C'est la raison pour laquelle les plantes ne poussent pas dans le désert. Pour qu'elles poussent, tout ce qu'il leur faut, c'est du soleil, de la terre et de l'eau. S'il n'y a que du soleil et de la terre, elles ne peuvent absorber les nutriments, elles se dessèchent et meurent. L'eau permet l'absorption des nutriments.

Si l'eau n'est pas répartie convenablement dans notre corps, non seulement nous souffrirons de malnutrition, mais les déchets et les toxines s'accumuleront dans les cellules, car ils ne pourront pas être évacués. Dans le pire des cas, les toxines endommageront les gènes des cellules et certaines cellules deviendront cancéreuses.

Qu'il s'agisse d'améliorer le transit intestinal ou la circulation du sang et de la lymphe, l'eau a des fonctions très diverses. Nourrir les 60 milliards de cellules du corps, en recueillir les déchets et les évacuer sont « les microfonctions de l'eau ». Ces microfonctions, qui produisent de l'énergie et dégradent les radicaux libres, font également intervenir de nombreuses enzymes.

En d'autres termes, si l'eau n'est pas distribuée correctement aux 60 milliards de cellules, les enzymes ne pourront pas accomplir leurs tâches de façon satisfaisante. Pour que les enzymes agissent comme il convient, il leur faut non seulement divers oligoéléments tels que des minéraux et des vitamines mais aussi un milieu qui permette à ces éléments de circuler, à savoir l'eau.

En outre, à ce qu'on dit, la quantité d'eau, y compris la sueur qu'une personne évacue chaque jour est d'environ 10 verres et demi. Bien sûr il y a de l'eau dans les aliments mais, même en tenant compte de ce fait, il est nécessaire de boire au moins 6 ou 7 verres d'eau par jour.

Quand je conseille de boire beaucoup de liquide, on me répond parfois : « Je ne bois pas beaucoup d'eau, mais je bois beaucoup de thé et de café. » Cependant il est très important que le corps humain absorbe de l'eau. Quand nous buvons des liquides autres que l'eau, par exemple du thé, du café, des boissons gazeuses et de la bière, au lieu d'augmenter la quantité de liquides qui circulent dans le corps, ces liquides déshydratent. Le sucre, la caféine, l'alcool et les additifs contenus dans ces boissons privent les cellules du corps et le sang de liquides et épaississent le sang.

De nombreuses personnes boivent une chope de bière un jour d'été où il fait très chaud ou après être sorties du sauna. Bien que la bière soit rafraîchissante quand on a très soif, les personnes d'âge moyen et les personnes âgées qui ont un taux élevé de cholestérol, de l'hypertension ou du diabète courent un plus grand risque d'avoir un infarctus du myocarde ou un accident vasculaire cérébral si elles comptent sur la bière pour remplacer l'eau qu'elles ont perdue en suant.

Si vous avez soif, au lieu de boire de la bière, du thé ou du café prenez l'habitude de boire d'abord de la bonne eau : vous êtes alors certain de fournir à votre corps le liquide dont il a besoin.

« La bonne eau » est de l'eau capable de désoxyder

J'espère que vous comprenez maintenant qu'il est important de boire de la bonne eau. Mais peut-être voulez-vous savoir quelle sorte d'eau peut être considérée comme bonne ?

Quand je parle de « bonne eau », je doute que quiconque considère que l'eau du robinet réponde à cette définition. En plus du chlore utilisé pour la désinfecter, l'eau du robinet contient de la dioxine et des substances cancérigènes telles que le trichloréthylène et le triphénylméthane. L'eau du robinet répond à certains seuils de sécurité pour ces substances, mais elle contient encore des toxines.

On stérilise l'eau du robinet avec du chlore capable de tuer les bactéries. Mais quand on ajoute du chlore à l'eau, on produit de grandes quantités de radicaux libres. Ces radicaux libres tuent les micro-organismes. On considère donc cette eau stérilisée comme « propre ». Mais bien que les micro-organismes meurent par suite de cette stérilisation, l'eau du robinet est oxydée.

On peut mesurer le niveau d'oxydation de l'eau par ce qu'on appelle « le potentiel électrique d'oxydoréduction ». L'oxydation, qui est mauvaise pour l'eau, est le processus au cours duquel les électrons se détachent ou sont arrachés aux molécules. La réduction, qui est une bonne chose, est le contraire : les molécules reçoivent les électrons. En calculant le nombre de ces électrons qui se déplacent, on peut déterminer si l'eau en question oxydera ou réduira d'autres substances. Donc, plus le potentiel électrique est faible, plus la capacité de réduction de l'eau (c'est-à-dire la capacité qu'a l'eau de réduire d'autres substances) sera élevée ; tandis que l'eau qui possède un potentiel électrique plus élevé sera plus susceptible d'oxyder d'autres substances. Alors comment trouve-t-on de la « bonne » eau qui possède une capacité de réduction élevée ?

Vous pouvez utiliser un appareil électrique pour produire de l'eau qui possède une forte capacité de réduction (« l'eau Kangen »). Il existe des appareils de purification qui ionisent et produisent ce type d'eau par électrolyse.

Des épurateurs à ions alcalins et des épurateurs à ions négatifs font appel à des procédés identiques pour produire de l'eau à pouvoir réducteur, mais quand on procède par électrolyse avec ces appareils, les minéraux tels que le calcium et le magnésium en provenance de l'eau se fixent sur les cathodes. Donc l'eau qui a été traitée par l'électricité peut recueillir plus de minéraux. De plus, quand on procède par électrolyse, on produit également de l'hydrogène actif, qui sert à éliminer du corps les radicaux libres en excès. Quand l'eau est filtrée par ces épurateurs, le chlore et les substances chimiques qui se trouvent dans l'eau du robinet sont éliminés. Le résultat c'est ce que j'appelle de la « bonne eau », pure, propre, alcaline, riche en minéraux.

Récemment on a commencé à parler de petites molécules d'eau appelées « clusters », qui doivent nécessairement se trouver dans la bonne eau. Mais pour le moment les opinions divergent sur les avantages et les inconvénients de ces clusters. On n'a donc pas encore élucidé cette question.

Autrement dit, de la bonne eau signifie de l'eau qui a un fort pouvoir réducteur et qui n'a pas été polluée par des substances chimiques.

Il existe de nombreuses marques d'eau minérale, locales et importées. Parmi les minéraux qu'on trouve dans l'eau, le calcium et le magnésium sont particulièrement importants pour l'homme.

En fait, c'est surtout l'équilibre entre ces deux minéraux qui importe. Le calcium absorbé par l'organisme ne va pas dans les liquides en dehors des cellules mais reste dans les cellules. Quand le calcium s'accumule à l'intérieur des cellules, il cause l'artériosclérose et l'hypertension. Cependant, si on absorbe en même temps la bonne proportion de magnésium, celui-ci peut empêcher l'accumulation excessive de calcium dans les cellules. On dit que le bon rapport calcium/magnésium est 2/1. L'eau de mer en provenance des grands fonds, qui contient beaucoup de magnésium, peut aussi être considérée comme « une bonne eau » parce qu'en plus du magnésium et du calcium, elle contient aussi du fer, du cuivre, du fluor et d'autres minéraux.

Soit dit en passant, on peut déterminer la dureté de l'eau en utilisant la formule suivante :

(Quantité de calcium × 2,5) + (quantité de magnésium × 4,1) = dureté.

Si la valeur en minéraux de l'eau est inférieure à 100, on la considère comme de « l'eau douce », et si cette valeur dépasse 100, on la considère comme de « l'eau dure ». Mais une chose à laquelle vous devez veiller avec ces eaux minérales, c'est que si elles sont restées trop longtemps dans des bouteilles en plastique (polyéthylène), leur pouvoir réducteur diminue progressivement.

En outre, si vous ne buvez que de l'eau minérale en bouteille, cela vous coûtera du temps et de l'argent pour en acheter suffisamment. Pour boire beaucoup de bonne eau tous les jours, et s'en servir même pour la cuisine, il est nécessaire à mon avis d'acheter un épurateur dont le pouvoir réducteur est important.

D'autre part quand vous consommez de l'eau froide, votre corps s'efforce de la réchauffer aussi vite que possible, en se servant de différents moyens pour mettre cette eau à la température du corps. En fait, boire de l'eau et stimuler le système nerveux sympathique sont des moyens de produire de l'énergie pour élever la température du corps.

Cependant, souvenez-vous que vous n'augmentez pas votre énergie en buvant de l'eau, en particulier de l'eau glacée, qui est trop froide. En effet cette eau refroidit brutalement le corps, ce qui provoque de la diarrhée et d'autres problèmes.

Récemment on a découvert qu'il y avait de plus en plus de personnes, en particulier des jeunes, atteints du « syndrome de basse température corporelle ». Alors la température moyenne du corps avoisine 35 °. Cette température corporelle peu élevée peut avoir divers effets nocifs. La température normale d'une personne en bonne santé est d'environ 37 °, mais quand elle baisse, le métabolisme diminue de 50 %. De plus la température corporelle à laquelle les cellules cancéreuses peuvent se multiplier plus facilement est d'environ 35 °. C'est parce que l'activité des enzymes ralentit, ce qui affaiblit les fonctions immunitaires. Les enzymes sont plus actives lorsque la température corporelle est plus haute. On a de la fièvre parce que le corps essaie en fait d'accroître les fonctions immunitaires. Ainsi, à moins d'être en été, il est plus sûr de boire de l'eau à environ 20 °.

Buvez beaucoup de bonne eau pour perdre du poids

À New York, vous rencontrez souvent des obèses qui se promènent une bouteille d'eau à la main. En effet ils croient qu'en buvant beaucoup d'eau leur régime sera plus efficace. L'idée qu'on peut perdre du poids simplement en buvant de l'eau peut paraître absurde, mais elle n'est pas totalement fausse.

Quand on boit de l'eau le système nerveux sympathique est stimulé, il active le métabolisme énergétique et augmente la consommation de calories, ce qui a pour conséquence une perte de poids. Quand on stimule le système nerveux sympathique, on sécrète de l'adrénaline. L'adrénaline active la lipase qui se trouve dans les tissus adipeux et qui est hormono-sensible. Elle dégrade alors les triglycérides en acides gras et en glycérol, ce qui permet au corps de brûler plus facilement le stock de graisse.

Des études ont montré à quel point la consommation de calories augmente quand on boit de l'eau. Ainsi, en boire régulièrement un peu plus de deux verres trois fois par jour augmente d'environ 30 % la quantité de calories brûlées dans le corps. Environ 1/2 heure après avoir bu l'eau, le taux de calories brûlées atteint son maximum.

Il est donc clair que les personnes qui ont trop de graisse doivent prendre l'habitude de boire chaque jour au moins 6 verres et demi de bonne eau. Et quelle sorte d'eau est la plus efficace pour parvenir à ce but ? De l'eau dont la température est inférieure à celle de votre corps mais pas glacée. D'après des expériences, de l'eau froide à environ 21 ° augmentera la consommation de calories. L'eau froide est considérée comme bonne parce qu'une quantité énorme d'énergie est utilisée pour réchauffer l'eau afin qu'elle atteigne la température du corps.

Le corps humain est équipé de différents moyens pour stabiliser sa température. Par exemple, quand vous allez aux toilettes et urinez un matin où il fait froid, vous frissonnez. C'est parce que l'urine chaude, qui s'est accumulée dans la vessie, est soudain évacuée, que cela fait frissonner afin de récupérer rapidement une partie de la chaleur.

Comment empêcher la suralimentation avec des enzymes

Peu importe si vous buvez souvent de la bonne eau, vous ne devez pas vous attendre à une perte de poids notable tant que vos habitudes alimentaires n'auront pas changé. Cela ne signifie pas nécessairement que vous mangiez moins. Il est important de manger des aliments riches en enzymes si vous voulez perdre votre excès de poids.

Si vous ne mangez que des aliments riches en enzymes, votre corps tout naturellement ajuste son poids à ce qui vous convient le mieux. Hommes et femmes prennent un poids excessif en mangeant des aliments oxydés et industriels qui ont perdu toutes leurs enzymes. Ils ont des fringales parce qu'ils n'ont pas une nourriture qui contient les nutriments dont le corps a vraiment besoin – vitamines, minéraux et enzymes. Le seul moyen de mettre fin aux fringales, c'est de manger de bons aliments, des aliments riches en enzymes.

Il y a des personnes qui, même si elles ont assez d'enzymes, ont faim parce qu'elles manquent d'oligo-éléments. Bien qu'il s'agisse de minéraux et de vitamines, il y a aussi des substances indispensables que l'on appelle « coenzymes », qui veillent à ce que les enzymes soient suffisamment actives dans l'organisme.

Récemment la coenzyme Q10 a attiré l'attention car elle est bonne pour la santé et la silhouette. Cependant la coenzyme Q10 n'est pas la seule coenzyme indispensable.

Le nombre de coenzymes dont on a besoin est en fait relativement peu élevé. Autrefois, un repas bien équilibré vous aurait fourni suffisamment d'oligoéléments. Mais depuis quelque temps le nombre d'oligoéléments qui se trouvent dans les fruits et les légumes a diminué. Si vous continuez d'avoir des fringales, même si vous adoptez un régime alimentaire bien équilibré, il faut prendre des compléments alimentaires qui contiennent des oligoéléments.

Quand vous essayez de perdre du poids, vous devez considérer non seulement la quantité de nourriture dont vous avez besoin, mais aussi la façon dont vous la mangez et l'heure à laquelle vous prenez vos repas. La plupart des personnes en surpoids ne mastiquent pas bien. Aussi mangent-elles trop rapidement. Elles font monter leur taux de sucre dans le sang et, avant que leur centre de satiété leur envoie un signal pour les avertir qu'elles sont rassasiées, elles finissent par trop manger. Simplement en mastiquant chaque bouchée de 30 à 50 fois, vous vous mettrez tout naturellement à manger moins.

S'il reste encore de la nourriture dans votre estomac quand vous vous endormez, qu'il s'agisse d'hydrates de carbone ou de protéines, la plus grande partie sera convertie en lipides par l'insuline.

En Amérique, les régimes pauvres en hydrates de carbone sont à la mode. Avec ces régimes vous mangez peu d'hydrates de carbone ou pas du tout. Mais d'après les résultats cliniques, même si vous avez un régime pauvre en hydrates de carbone et riche en protéines, si vous continuez de manger tard le soir, vous continuerez de prendre du poids comme si vous mangiez des hydrates de carbone. En effet une personne qui mange juste avant d'aller se coucher sécrète une grande quantité d'insuline, et emmagasine toute la nourriture sous forme de graisse. Autrement dit, si vous ne changez pas vos autres habitudes alimentaires, non seulement les régimes pauvres en hydrates de carbone seront inefficaces, mais votre corps deviendra acide, ce qui augmentera le risque d'avoir de l'ostéoporose et d'autres maladies.

Par contre une personne qui est trop maigre ne sécrète pas assez d'insuline, en conséquence les aliments sont évacués de son corps sans avoir été digérés et assimilés. Autrement dit, bien que les résultats soient exactement à l'opposé, la raison pour laquelle on est trop gros ou trop maigre est la même.

Si vous mangez comme il convient des aliments riches en enzymes et si vous buvez la quantité nécessaire de bonne eau, il est inutile de suivre un régime pour perdre ou prendre du poids. Votre corps prendra le poids qui lui convient le mieux. Pour preuve, une personne trop maigre qui suit ce régime favorable à la santé prendra du poids pour retrouver un poids normal.

Si vous adoptez des habitudes saines et continuez de suivre chaque jour *Le régime Shinya*, votre corps trouvera de lui-même l'équilibre parfait.

Une méthode innovante pour améliorer votre transit intestinal

Un des problèmes les plus préoccupants pour de nombreuses femmes soucieuses de leur santé est la constipation. Un grand nombre d'entre elles prennent des laxatifs presque tous les jours.

Cependant, à mon avis, de nombreux médicaments sont pareils à des poisons. Plus l'intestin est stimulé par des médicaments, plus il aura besoin d'être stimulé. Ceux qui prennent des laxatifs le savent car, au début, il se peut qu'ils aient dû prendre un seul comprimé pour aller à la selle, puis à la longue, le laxatif a eu moins d'effet, il a fallu passer à deux comprimés, puis à trois ou choisir un autre laxatif en espérant qu'il serait plus efficace.

La constipation est une des causes du délabrement des intestins. Il faut donc y remédier dès que possible. Quelle que soit la qualité de vos aliments, si vous ne pouvez les évacuer comme il convient, ces aliments en se putréfiant produiront des toxines dans l'intestin. À ce stade, l'équilibre de la flore intestinale sera rompu en un rien de temps. On a des boutons et des éruptions cutanées quand on est constipé, parce que les toxines produites dans l'intestin ne peuvent être convenablement évacuées.

Inutile de dire que l'idéal, c'est d'avoir des selles régulières de façon naturelle. Afin d'y parvenir, il faut non seulement manger des aliments riches en enzymes, mais il importe de stimuler l'intestin avec une nourriture riche en fibres alimentaires, en buvant beaucoup de bonne eau, en se massant le ventre selon le trajet de l'intestin et en renforçant la musculature abdominale.

Si, après avoir fait tout cela, vous ne constatez guère d'amélioration, je vous recommande de vous faire un lavement. Je préconise le lavement au café, ce qui permet de nettoyer le côlon avec de l'eau qui contient du café, des minéraux et des substances qui favorisent la multiplication des lactobacilles.

Au Japon de nombreuses personnes craignent que si elles s'administrent des lavements, cela devienne une habitude, et que leur côlon finisse par devenir incapable de fonctionner tout seul. Mais, selon mes données cliniques, il n'y a pas de souci à se faire. Les gens qui s'administrent régulièrement des lavements ont un intestin qui fonctionne mieux et est en meilleur état ; on n'y trouve pas de résidus fécaux qui forment bouchon.

Au contraire, les personnes qui prennent régulièrement des laxatifs – qu'il s'agisse de substances chimiques, de médicaments à base de plantes ou de tisanes – ont des parois intestinales qui ont perdu leur couleur et sont devenues noires. Plus elles prennent de médicaments, plus leur intestin est en mauvais état, ce qui ralentit graduellement les mouvements péristaltiques. Quand les mouvements péristaltiques cessent, les matières fécales ont davantage tendance à stagner dans l'intestin, ce qui crée des problèmes.

J'ai un ami médecin qui, malgré sa parfaite santé, prend toujours un lavement au café deux fois par jour. Ce n'est pas parce qu'il ne peut pas aller à la selle, mais plutôt parce qu'il a inévitablement des particules alimentaires qui fermentent de façon anormale ou qui stagnent sans être digérées dans le côlon, même s'il va correctement à la selle. Il vaut mieux évacuer les selles dès que possible, surtout celles qui se trouvent dans le côté gauche du côlon, où les matières fécales ont tendance à stagner. Cela fait près de 20 ans que, suivant mes conseils, mon ami a l'habitude de se faire des lavements au café, et il est en bien meilleure forme physique qu'auparavant.

Même moi, je me fais souvent des lavements au café. Quand je parle de nettoyage de l'intestin, le lavement nettoie seulement la partie gauche du gros intestin. Ainsi il ne nuit pas au bon fonctionnement de l'intestin grêle où a lieu le processus de digestion et d'absorption. Vous pouvez vous administrer des lavements sans aucune crainte.

Quelle habitude liée au mode de vie empêche l'épuisement des enzymes souches ?

Les enzymes contrôlent la vie et l'énergie à l'origine de la vie. Même se réveiller et s'endormir impliquent des enzymes. Si vous vous endormez en pensant à l'heure à laquelle vous voulez vous réveiller le lendemain, vous vous réveillerez souvent le lendemain matin à l'heure que vous vous êtes fixée. On peut attribuer cela à l'action des enzymes, car la pensée résulte de l'activité des enzymes du cerveau. Tout ce qu'on fait, qu'il s'agisse de bouger la main ou les yeux, ou d'utiliser son cerveau, dépend de la fonction enzymatique.

Le corps humain est équipé pour maintenir l'homéostasie. La guérison d'une coupure et le simple fait que la peau bronzée reprenne sa couleur normale témoignent du retour à l'homéostasie. Le corps réagit vivement à toute anomalie et s'efforce de rétablir l'homéostasie et la santé. C'est pourquoi si soudain vous faites des exercices difficiles ou si vous vous couchez à 3 heures du matin au lieu de vous coucher à l'heure habituelle, ou encore si vous vous réveillez à 4 heures du matin au lieu de 6 heures comme d'habitude, le corps tente de s'adapter à ces conditions anormales. Ce qui permet au corps de réguler l'homéostasie, ce n'est rien d'autre que les enzymes.

En cas d'anomalies occasionnelles, le corps peut s'adapter. Cependant si ces anomalies se répètent ou ne cessent pas, les enzymes souches s'épuisent et l'équilibre interne des enzymes de notre organisme se trouve rompu. C'est pourquoi mener une vie bien réglée signifie éviter la consommation excessive d'enzymes souches.

Les personnes qui veillent tard le soir ou qui, dans une certaine mesure, ont un mode de vie malsain gaspillent de nombreuses enzymes souches. À mon avis, la véritable cause des décès dus au surmenage, c'est l'épuisement total des enzymes souches.

La profession médicale est une suite de défis, mais depuis 45 ans, je n'ai jamais interrompu mon travail pour raison de santé. C'est parce que j'ai maîtrisé un mode de vie qui n'épuise pas mes enzymes souches. En expliquant ce mode de vie, je n'ai pas l'intention de vous inciter à m'imiter en tout point. Chaque individu a son rythme personnel et il se peut que le mien ne soit pas celui qui vous convienne le mieux.

Mais, quel que soit votre rythme de vie, ce qui est absolument indispensable pour vous maintenir en bonne santé, c'est de mener une vie bien réglée. Aussi serais-je ravi que vous puissiez trouver des suggestions utiles dans la description de mes activités quotidiennes.

Le matin

Je me réveille à 6 heures du matin et je commence la journée en faisant au lit des exercices très simples avec les mains et les pieds. Après les avoir secoués sans grand effort, je me lève, j'ouvre les fenêtres et je respire profondément l'air frais du matin. Cela me permet de remplacer l'air vicié qui s'est accumulé dans mes poumons par de l'air frais. Puis je retourne dans mon lit. Allongé sur le dos, je fais des exercices faciles : je lève en alternance le bras droit et le bras gauche, la jambe droite et la jambe gauche, puis je lève les deux bras en même temps et les deux jambes en même temps. Ensuite, je fais des mouvements qui ressemblent à de la gymnastique suédoise en activant doucement la circulation de mon sang dans les vaisseaux sanguins et les vaisseaux lymphatiques.

Quand mon sang circule bien, je me lève et cette fois je fais 100 mouvements de karaté, à droite et à gauche, et je termine par 5 minutes d'étirements de base.

Après mes exercices matinaux, je vais à la cuisine et je bois lentement deux ou trois verres de bonne eau à la température d'environ 21 °. À peu près 20 minutes plus tard, alors que l'eau pénètre dans mes intestins, je mange des fruits frais riches en enzymes et, 30 à 40 minutes plus tard, je prends mon petit déjeuner.

Pour le petit déjeuner je mange surtout du riz complet mélangé à cinq, six ou sept espèces de céréales. En complément je prends des légumes cuits à la vapeur, du *natto* (graines de soja fermentées), du *non* (algues desséchées) et une poignée d'algues wakamé réhydratées.

L'après-midi

Peu après 11 heures, je bois environ deux verres d'eau. 30 minutes plus tard, je mange des fruits, s'il y en a.

Soit dit en passant, de nombreuses personnes mangent des fruits comme dessert, mais je conseille d'en manger une demi-heure avant les repas aussi souvent que possible. Les fruits frais riches en enzymes se digèrent facilement. S'ils sont mangés avant les repas, ils contribuent à améliorer le fonctionnement de l'appareil digestif et ils augmentent le taux de sucre dans le sang, ce qui empêche de trop manger.

Même pendant les repas, si vous mangez des aliments qui n'ont pas été cuits – de la salade par exemple – vous digérerez mieux. C'est pourquoi il est préférable de commencer un repas à plusieurs plats par la salade et d'avoir comme plat principal des protéines animales – de la viande ou du poisson. Comme on ne peut pas manger trop de légumes crus à la fois, je mange souvent aussi des légumes cuits. Cependant si on cuit des légumes dans une eau trop chaude, les enzymes disparaissent. Je mange donc des légumes qui ont été cuits à la vapeur ou blanchis pendant 2 minutes.

Mon déjeuner consiste généralement en un panier-repas que j'ai préparé moi-même. À l'occasion j'aime déjeuner au restaurant avec des amis, mais la plupart du temps je mange mon panier-repas, c'est-à-dire du riz brun accompagné de différentes céréales.

Après mon repas, je fais un petit somme de 20 à 30 minutes. Grâce à ce bref repos ma fatigue du matin disparaît, et je peux commencer mon travail de l'après-midi, l'esprit clair.

Le soir

Après le déjeuner j'essaie de ne pas grignoter. À 16 heures 30 je bois à nouveau deux verres d'eau. J'attends encore une demi-heure avant de manger des fruits. 30 à 40 minutes après, je dîne.

Je mange beaucoup de fruits chaque jour. Je crois qu'il faut manger autant de fruits qu'on le souhaite.

Pour le dîner je mange des aliments frais immédiatement après qu'ils ont été cuits et je les mastique bien. Mon dîner n'est pas tellement différent de mon petit déjeuner.

Chez moi, on parle peu pendant les repas. C'est parce que nous essayons de bien mastiquer nos aliments. Nous parlons seulement quand nous avons avalé notre nourriture. Il est important de se rappeler qu'il ne faut rien avoir dans la bouche quand on parle. Ce n'est pas seulement une question de bonnes manières, cela empêche les aliments de prendre le mauvais passage et d'avaler de l'air en même temps que la nourriture.

Si vous aimez prendre une boisson après dîner, rien ne vous en empêche. Quant à moi j'essaie de ne prendre ni café ni thé vert, si possible. Je bois plutôt une infusion, du *soba* (une boisson faite avec du sarrasin grillé) ou de l'orgeat (une boisson faite avec de l'orge grillée). Il faut conserver ces céréales dans des boîtes fermées hermétiquement pour qu'elles ne s'oxydent pas. En fait, il vaut mieux boire le *soba* et l'orgeat aussitôt après que les céréales ont été grillées, mais c'est difficile étant donné notre vie active.

Après avoir fini de dîner, vers 18 heures, 18 heures 30, je n'ingère ni eau ni nourriture avant d'aller me coucher 5 heures plus tard. Quand j'ai soif en été, je bois juste assez de bonne eau pour étancher ma soif (à peu près 1 verre) environ une heure avant d'aller au lit. Mais il vaut mieux éviter de boire de l'eau tard le soir.

Faites régulièrement un petit somme de 5 minutes pour récupérer

Après le déjeuner j'ai l'habitude de faire un somme d'environ 20 à 30 minutes, mais à d'autres moments, quand je me sens fatigué, j'en fais un de 5 minutes pour récupérer.

Ce qui est le plus important quand on fait un somme, c'est de se mettre en position de relaxation. J'ai tendance à m'allonger souvent sur le ventre mais, si vous êtes bien détendu, vous pouvez aussi faire un somme assis sur une chaise ou les jambes surélevées.

Vous pouvez vous demander comment vous pouvez vous défatiguer en seulement 20 à 30 minutes. C'est possible car ce bref repos permet à votre corps de retrouver son équilibre – l'homéostasie. Le repos et le sommeil ramènent à la normale les fonctions affaiblies de votre corps, la circulation du sang, de la lymphe, le système nerveux et les sécrétions internes.

Pourquoi le repos favorise-t-il l'homéostasie ? Je vous propose l'explication suivante.

Quand vous êtes éveillé et en pleine activité, cela signifie que vous utilisez beaucoup plus d'enzymes qu'au repos. Ainsi, si vous vous reposez dans une posture de relaxation, les différentes fonctions de votre corps sont au repos également et les enzymes ne sont pas utilisées. Elles sont libres d'agir dans les régions du corps atteintes par la fatigue afin de contribuer à redonner de l'énergie et à restaurer l'homéostasie.

En fait, si vous vous reposez, ne serait-ce que 5 ou 10 minutes quand vous vous sentez somnolent ou fatigué, vous récupérez plus rapidement. Si vous continuez de travailler quand vous êtes fatigué ou que vous avez envie de dormir, vous serez moins performant. Depuis peu, sur les lieux de travail on commence à reconnaître l'efficacité des petits sommes et certaines entreprises ont été jusqu'à aménager un endroit pour dormir.

Dans ma clinique j'ai fait en sorte que la période entre midi et 13 heures soit une période de repos. Comme vous pouvez l'imaginer, puisque c'est une clinique, tout le monde ne peut pas se reposer en même temps. Aussi le personnel se répartit-il en équipes qui se relaient pour déjeuner et faire un petit somme. Pendant cette période, même s'il y a un appel téléphonique pour la personne qui est en train de se reposer, celle-ci ne répond pas, sauf en cas d'urgence. À ce moment de la journée, si vous jetez un coup d'œil à l'arrière de ma clinique, vous verrez les médecins et les infirmières qui sont en train de faire un somme dans la position qui leur convient le mieux pour récupérer.

Le sommeil joue un rôle important pour préserver le rythme biologique. On comprend qu'une vie bien réglée signifie se coucher tôt et se lever tôt. Si vous suivez un emploi du temps régulier, par exemple si vous vous endormez et si vous vous réveillez à la même heure, si vous prenez vos repas et faites un somme à la même heure, vous maintiendrez l'homéostasie sans difficulté et ainsi vous n'utiliserez pas une quantité excessive d'enzymes souches.

Actuellement mon plus gros problème est le décalage horaire. Mon domicile principal est à New York, mais je me rends aussi au Japon deux fois par an pour y travailler pendant deux mois. Cependant, je souffre toujours du décalage de 13 à 14 heures entre New York et le Japon.

Comme mon rythme biologique change complètement, il faut toujours à mon corps environ deux semaines pour s 'accoutumer au nouveau rythme. J'ai remarqué qu'il fallait à peu près autant de temps pour que mes reins, mon foie et mon appareil digestif fonctionnent à nouveau parfaitement.

Quand vous avez naturellement envie de dormir en raison de votre rythme biologique, c'est probablement le meilleur moment pour que vous dormiez. Certaines personnes prennent régulièrement des somnifères parce qu'elles ne peuvent pas dormir, mais ces médicaments affectent directement le cerveau. Ils sont donc très dangereux. Les somnifères consomment de grandes quantités d'enzymes qui se trouvent dans le cerveau, ce qui pourrait prédisposer à la sénilité ou à la maladie d'Alzheimer. Si vous prenez régulièrement des somnifères et remarquez que depuis peu vous avez tendance à tout oublier, c'est un signal. Quelles que soient les circonstances, il ne faut pas prendre les médicaments à la légère.

Vous n'avez pas besoin de médicaments, si vous avez une vie bien réglée et si vous faites des petits sommes lorsque vous avez envie de dormir pendant la journée. Vous maintiendrez l'homéostasie de votre corps et vous finirez par pouvoir dormir naturellement la nuit.

Un excès d'exercice loin d'être bénéfique fait beaucoup de mal

Il est nécessaire de faire de l'exercice de façon raisonnable pour mener une vie saine. Comme je l'ai déjà dit, je fais mes exercices tous les matins.

On distingue cinq sortes de « circulation » dans le corps humain : la circulation du sang et de la lymphe, la circulation des aliments dans l'appareil digestif, la circulation de l'urine, la circulation de l'air et la circulation de l'énergie interne (*chi*). Il est important que ces « circulations » ne soient pas interrompues. Ce qui les facilite, c'est l'exercice.

Quand vous pratiquez des exercices physiques, la circulation de votre sang et de votre lymphe s'améliore. Vous activez votre métabolisme qui, à son tour, permet aux vitamines et aux minéraux indispensables de se disséminer plus facilement dans toutes les parties de votre corps, créant ainsi un environnement plus favorable à l'activité enzymatique. En conséquence les fonctions de tout votre organisme s'améliorent.

Cependant, ce n'est le cas que si vous faites des exercices de façon modérée. Un excès d'exercice peut, en fait, nuire à votre santé, parce que plus vous faites d'exercices, plus vous produisez de radicaux libres. C'est la raison pour laquelle, à mon avis, il arrive souvent que des personnes meurent subitement d'une défaillance cardiaque au cours de leur jogging. De nombreuses femmes font du jogging tous les jours, mais les jeunes femmes d'une vingtaine d'années qui font quotidiennement près de 10 kilomètres en courant deviennent extrêmement maigres. Elles ont la poitrine et les fesses plates. Parfois elles n'ont plus de règles, car leur corps ne produit plus assez d'hormones féminines.

L'homéostasie est rompue quand vous vous surmenez. La modération, dans ce cas, ne consiste pas à faire quelque chose sans enthousiasme, elle consiste plutôt à faire les exercices les mieux adaptés à votre condition physique, à votre mode de vie et à votre état d'esprit. C'est pourquoi la modération diffère d'une personne à l'autre. J'ai testé sur moi les exercices que je fais chaque matin. Si des gens qui n'ont jamais fait bouger leur corps commencent à pratiquer des exercices du genre de ceux que je fais, ils fatigueront leurs muscles ou leurs articulations. Comme le stress produit en grand nombre des radicaux libres dans l'organisme, tout exercice qui stresse ne sera pas bénéfique pour la santé.

Comme je l'ai déjà précisé, la modération diffère d'une personne à l'autre. En partant de cette idée, je dirai volontiers qu'en général il est excellent de faire chaque jour une marche d'un kilomètre et demi à trois kilomètres à votre propre rythme.

L'exercice améliore la circulation de l'air dans vos poumons. Quand la circulation de l'air s'améliore, l'air frais entre dans le corps, active le métabolisme et améliore la circulation du sang, de la lymphe et des nutriments dans l'appareil digestif.

Une autre bonne chose à faire quand vous avez du temps libre, c'est de fermer les yeux et de respirer profondément plusieurs fois de suite. Vous pouvez ainsi inspirer l'oxygène indispensable sans le moindre surmenage. En plus, la respiration profonde stimule le système nerveux parasympathique, stabilise le mental et renforce les défenses immunitaires.

Bien sûr, faites de l'exercice tous les jours mais avec modération, afin d'en profiter pleinement sans vous stresser outre mesure.

Comment Charlie Chaplin a pu être père à 73 ans

Une autre chose aussi est essentielle quand on parle d'un mode de vie sain : c'est la vie sexuelle.

Récemment même des jeunes mariés ont mentionné des problèmes tels que l'absence de relations sexuelles, la dysfonction érectile et la stérilité.

Je pense qu'on est en bonne santé dans le vrai sens du terme quand les diverses fonctions du corps, y compris la fonction sexuelle, sont en parfait état.

Si on pose des questions sur leur vie sexuelle à des personnes en bonne santé, aux alentours de la soixantaine, nombreuses sont celles qui répondent : « Je n'en suis plus capable » ou : « Cela ne m'intéresse plus ». Mais c'est contraire à la nature, si on se place du point de vue médical. Je pense que la vie sexuelle d'une personne normale en bonne santé se termine à la mort.

Cependant, si on considère les fonctions biologiques, un homme qui est vraiment en bonne santé devrait avoir une érection tous les matins jusqu'à l'âge de 75 ans. Une femme en bonne santé devrait avoir ses règles jusqu'à l'âge de 55 ans.

La raison pour laquelle les femmes parviennent à ce stade à un âge relativement jeune a beaucoup à voir avec la faculté de procréation. La grossesse signifie qu'on donne vie à une autre personne dans son propre corps, ce qui fatigue considérablement l'organisme maternel. Il faut être jeune pour supporter ce genre de stress physique. L'accouchement est en soi un événement qui met la vie en danger, et ce risque augmente avec l'âge. Le calcium de la mère s'épuise graduellement et son corps consomme des enzymes pour deux au lieu de les consommer pour une seule personne. La capacité que possède le corps de produire des enzymes souches diminue aussi avec l'âge.

Les fonctions biologiques déclinent avec les années qui passent, quoi qu'on fasse. Peut-être le corps modifie-t-il son équilibre hormonal au milieu de la vie afin qu'on puisse commencer à en jouir égoïstement. Disons qu'une femme est faite pour vivre jusqu'à 100 ans. Son équilibre hormonal se modifie à mi-parcours lorsqu'elle atteint 50 ans, lui indiquant ainsi le terme de sa période de reproduction. Je crois qu'il s'agit là d'un des mécanismes de défense de l'organisme.

En ce qui concerne les hommes, parce qu'ils ne courent pas de risques physiques aussi graves que la grossesse ou l'accouchement, ils peuvent garder leur capacité de reproduction pendant une période plus longue que les femmes. Si les hommes sont en bonne santé, leur production de sperme peut continuer toute leur vie.

Le peintre Pablo Picasso, qui a poursuivi avec beaucoup d'énergie son activité artistique même à 90 ans, a engendré un enfant à 67 ans. Le célèbre acteur de cinéma Charlie Chaplin s'est marié quatre fois et son dernier enfant est né alors qu'il avait 73 ans. L'acteur japonais Uehara Ken a été père d'un enfant à l'âge de 71 ans, et l'acteur de kabuki Nakamura Tomijyuro l'a été à 74 ans.

Mais, je vous en prie, comprenez-moi bien. Je ne préconise pas aux gens âgés d'avoir des enfants. J'essaie seulement d'expliquer que la capacité de reproduction est en rapport avec le maintien de la santé. Ce que les quatre personnes que je viens de mentionner avaient en commun, c'étaient leur bonne santé physique et une carrière longue et active.

Naturellement les enzymes ont un effet important sur la vie sexuelle. Un mode de vie qui n'épuise pas inutilement les enzymes souches est sans conteste en rapport avec le maintien des fonctions sexuelles.

La ménopause marque le début d'une vie sexuelle épanouie

La bonne nouvelle pour les femmes ménopausées, c'est que la fertilité et la libido sont deux réalités complètement différentes.

Il est vrai qu'une fois que les règles s'arrêtent, les femmes sécrètent moins d'hormones féminines, ce qui est à l'origine de changements physiques telles que l'insuffisance de lubrification du vagin et la perte de cheveux. Mais au lieu de considérer ces modifications de façon négative, mesdames, pensez que vous êtes débarrassées des règles et de la crainte de tomber enceintes. Pendant les années qui suivent la ménopause, vous pouvez avoir les meilleurs rapports sexuels de votre vie. Votre nouvelle liberté vous permet de jouir des plaisirs du sexe psychologiquement et physiquement.

Quand les hommes et les femmes atteignent un âge où l'équilibre hormonal se modifie, leur libido décline. Cependant il importe pour les femmes et pour les hommes de continuer à jouir de leur vie sexuelle, fût-ce moins fréquemment.

En faisant un petit effort, les hommes peuvent améliorer leur sexualité sans dépendre de médicaments. La façon la plus simple est de boire deux verres d'eau environ une heure avant d'avoir des rapports sexuels. Une fois que vous avez bu l'eau, le liquide s'accumule dans la vessie, stimulant la prostate et accroissant l'érection de façon remarquable. Soit dit en passant, on n'obtient pas cet effet en buvant de la bière ou du thé, parce que la caféine et l'alcool contractent les vaisseaux sanguins.

De nombreux hommes âgés font ce genre de remarque : « Ça m'ennuie et ça me fatigue » mais, pour un couple marié ou pour un homme et une femme qui s'aiment vraiment, faire l'amour ne devrait jamais ennuyer ou épuiser. La médecine a également prouvé que le bonheur psychologique et le bonheur physique renforcent les défenses immunitaires. Tout homme aimerait toujours avoir une personnalité jeune et dynamique, être désirable et aimé par une femme. Et toute femme aimerait aussi être belle, désirable et être aimée par un homme. Il est important de continuer d'éprouver ces sentiments pour jouir d'une longue vie en pleine santé.

C'est une vérité universelle : celui qui renonce le premier est perdant. Si vous renoncez à certaines choses dans votre esprit, votre corps vieillira d'autant plus vite. Ne renoncez jamais. C'est le secret d'une vie longue et rayonnante de santé.

CHAPITRE 4

Prêtez Attention à votre Feuille de Route

Au cours des cent dernières années, la médecine a fait des progrès rapides. Mais, curieusement, le nombre de gens qui tombent malades a continué de s'accroître. S'il est vrai que la médecine a progressé, pourquoi le nombre de gens malades n'a-t-il pas diminué ?

Est-ce parce que de nos jours la médecine est fondée sur des principes erronés ? Oui, sans aucun doute. Selon les théories de la médecine actuelle, les bactéries et les virus sont à l'origine des maladies contagieuses. Mais il s'agit d'un point de vue partial. En réalité, nous avons des maladies parce que nous laissons les bactéries et les virus nous infecter. La médecine moderne se fonde sur l'idée qu'il faut traiter ou guérir les maladies, alors que la véritable médecine devrait se fonder sur l'idée qu'il *faut préserver la santé.*

J'ai entrepris des recherches sérieuses sur la relation nourriture/ santé il y a près de 40 ans. À cette époque-là, après avoir examiné de nombreux estomacs et intestins d'Américains et avoir constaté que l'état du système digestif est un excellent baromètre, je me suis rendu compte qu'en l'améliorant on parvenait rapidement à rétablir la santé. Ainsi, alors que je m'efforçais de développer et de faire connaître la technique de la polypectomie par voie endoscopique afin d'aider les personnes atteintes de maladies, je continuais de chercher quelles en étaient les causes premières.

J'ai lu de nombreux articles et rapports scientifiques, j'ai recueilli des données cliniques grâce au concours de mes patients, j'ai mis à contribution mon propre organisme pour tester l'influence de médicaments et j'ai même étudié des animaux sauvages. Voici mes conclusions : Si vous ne respectez pas les lois de la nature –autrement dit la volonté de Dieu – qui régissent toutes choses ici-bas, vous tomberez malade. Les hommes font partie de la nature, ils n'en sont pas séparés et, sans tenir compte de la nature, il est impossible d'être en bonne santé et de continuer à vivre. Comme tous les animaux, les hommes doivent consommer des aliments conformes à la spécificité de leur propre espèce et de leur environnement. Leur existence est basée sur une alimentation qui consiste en plantes et en animaux de la région où ils vivent. S'ils sont habitués à un régime alimentaire qui comprend des céréales, des légumes, des algues, des fruits et du poisson, ils ne peuvent pas digérer des masses de viande bourrée de produits chimiques, du lait et une nourriture industrielle pauvre en enzymes.

Je pense que nous sommes tous capables d'avoir une vie saine, épanouie. Il est vrai que des personnes qui ont eu la malchance de naître avec une maladie congénitale sont destinées à passer une grande partie de leur vie à se battre pour leur santé. Elles peuvent avoir une mauvaise hérédité ou avoir été victimes de leur environnement dans le sein de leur mère, mais dans certains cas les causes des maladies congénitales sont encore inconnues. Cependant, me semble-t-il, même les personnes atteintes d'une maladie héréditaire chronique peuvent améliorer leur santé en optant pour un mode de vie sain.

Nous sommes tous censés avoir une vie épanouie

Ne sommes-nous pas tous nés avec une « feuille de route » en vue d'avoir une vie saine ? Les animaux savent d'instinct ce qu'ils doivent faire pour survivre. Les animaux sauvages connaissent leur feuille de route et essaient d'en tenir compte. La dentition des carnivores et celle des herbivores sont différentes car la nature leur signale ainsi le type de nourriture qu'ils doivent manger.

L'alignement de nos dents et le rapport entre le nombre de canines, d'incisives et de molaires sont un parfait exemple de la façon dont se traduisent les lois de la nature. Cela signifie que nous, les hommes, nous avons également notre « feuille de route » qui nous permet d'être en bonne santé mais, avec arrogance, nous refusons souvent d'en tenir compte. La faculté de penser, qui nous a été octroyée par la grâce de Dieu, a été mal interprétée ; nombreux sont ceux qui estiment que l'homme se situe dans une catégorie à part, supérieure à celle des animaux. Nous élevons et contrôlons les animaux de la façon qui nous convient. Notre désir de consommer des aliments qui flattent notre goût nous a incités à manger des « aliments » qui n'existent pas dans la nature. Notre désir de profiter de tout le confort moderne au cours de notre existence nous a amenés à saccager en grande partie notre environnement. Notre désir de cultiver la terre avec plus de facilité nous a induits à recourir à des engrais chimiques. Notre désir de posséder plus de terre et plus d'argent nous a conduits à nous quereller et à nous battre. Peut-être la maladie est-elle aujourd'hui le prix que les hommes ont à payer pour leur avidité insatiable.

Mais il est aussi grand temps que la médecine moderne reconnaisse ses erreurs. Nous, les hommes, nous faisons également partie de la nature. Afin de mener une vie saine, nous devons suivre les lois de la nature. Nous en remettre à ces lois, c'est prêter attention à la feuille de route qui nous est spécifique. Une personne en surpoids a faim parce qu'elle manque de nutriments essentiels. Une personne qui a de la diarrhée ou qui est constipée ne mange pas les aliments qui conviennent à son appareil digestif. Nous tombons malades quand nous ne respectons pas les lois de la nature.

Je suis convaincu que la médecine de l'avenir doit se concentrer sur les lois de la nature. Nous devons suivre la feuille de route que la nature a écrite pour nous, essayer de stimuler la capacité que nous avons de nous guérir et tenter d'effectuer un changement d'orientation en donnant la priorité à la santé au lieu d'essayer de vaincre par la force les maladies.

La spécialisation tue la médecine

La première démarche que nous devons faire pour suivre les lois de la nature, c'est de mettre un terme à la spécialisation en médecine. L'arbre cache la forêt. Rien dans la nature n'existe isolément. Chaque chose exerce une influence sur le reste et maintient ainsi l'équilibre.

Récemment au Japon s'est développé le mouvement « Planter une forêt pour sauver un océan ». Ce projet a été lancé par des pêcheurs qui se sont demandés pourquoi les poissons disparaissaient soudain de l'océan et qui ont découvert que, quelques années auparavant, on avait abattu un grand nombre d'arbres dans les montagnes pour des projets de développement. Ils ont établi un rapport entre la déforestation et la diminution des ressources halieutiques. Les pêcheurs ont pour objectif le reboisement des montagnes afin de « faire revenir » les poissons. À première vue, il peut sembler qu'il y ait peu de rapport entre les arbres de la montagne et les poissons de l'océan, mais dans le monde cyclique de la nature les deux choses sont intimement liées.

De même les 60 milliards de cellules qui, par leurs activités spécifiques, rendent possibles les différentes circulations dans le corps humain – la circulation du sang et de la lymphe, la circulation des aliments dans l'appareil digestif, la circulation de l'urine, de l'air et de l'énergie – forment un tout dont chaque élément est en rapport étroit avec les autres. Une défaillance locale a des conséquences sur l'état général. En ne tenant pas compte de ces rapports et en essayant de soigner les organes séparément, on est incapable de voir le tableau d'ensemble. Si la spécialisation des soins continue de progresser au rythme actuel, nous n'aurons plus d'authentiques médecins dans un proche avenir. Nous n'aurons plus que des spécialistes qui comprendront leur domaine particulier mais ne pourront pas avoir une vue globale de la santé de leurs patients.

En regardant simplement les yeux et le teint d'un patient, on peut s'apercevoir qu'il souffre d'une maladie. Un gastroentérologue pourrait ainsi se contenter de faire une coloscopie et, s'il ne découvre pas de polype, il pourrait dire au patient : « Félicitations, tout va bien. Il n'y a ni polype, ni cancer ». C'est une attitude irresponsable, car une simple coloscopie ne permet pas de savoir si la personne est en bonne santé.

On m'a parfois appelé « le premier chirurgien endoscopiste digestif des États-Unis », mais je ne pense pas avoir un talent exceptionnel. J'essaie simplement de traiter toujours mes patients en prêtant grande attention à leur corps.

Aux États-Unis, de nos jours, il est devenu courant de faire une coloscopie aux patientes qui ont un cancer du sein. En fait j'ai été le premier à avoir cette idée. À l'époque on m'a complimenté pour cette découverte mais, franchement, je pense qu'un autre médecin serait parvenu à la même conclusion si on lui avait appris à considérer le corps d'une personne comme un organisme formant un tout.

Quand je rencontre quelqu'un qui a un cancer, je le sais sans avoir à faire un examen interne. C'est difficile à expliquer avec des mots, mais j'ai le sentiment qu'on m'aspire mon « chi » (c'est-à-dire mon énergie). Quand je parle de ce genre de choses, la plupart des médecins sourient d'un air narquois. Cependant, il ne s'agit pas simplement de mon imagination : j'éprouve une sensation physique que confirme ma longue expérience clinique.

Un jour, une femme de 38 ans s'est plainte : « Docteur, j'ai un cancer ici », m'a-t-elle dit en me montrant du doigt le haut de son abdomen. J'avais également la même impression. Cependant, avant de venir me voir, elle avait déjà consulté de nombreux médecins et subi de nombreux tests mais, dans tous les cas, les résultats avaient été « normaux ». Même après l'avoir examinée attentivement avec mon endoscope, je ne pouvais toujours pas voir de trace de cancer. Je pensais qu'elle n'avait pas à se tracasser étant donné qu'elle était jeune. Mais comme elle continuait à se plaindre d'avoir quelque chose qui n'allait pas, j'injectai un produit de contraste dans les voies biliaires à partir du duodénum et je fis une radiographie. (On ne peut examiner les voies biliaires avec un endoscope parce qu'elles sont très petites.) Ce genre d'examen est rarement effectué. De cette manière j'ai découvert un cancer de la taille du bout d'un petit doigt.

Un autre patient est venu me consulter car il était persuadé d'avoir un cancer de l'estomac. Les résultats des examens endoscopiques effectués sur cette personne étaient toujours normaux. Mais dans ce cas, comme dans le précédent, le patient continuait à se plaindre et j'avais l'étrange impression que quelque chose n'allait pas. Je décidai donc de le réexaminer deux mois après la première consultation. Je détectai alors un petit ulcère gastrique. À la suite d'une biopsie et de l'examen du prélèvement de tissu, nous avons découvert l'existence d'un carcinome squirrheux qui s'était développé et s'était déjà étendu au-delà de la muqueuse gastrique. C'est un type de cancer qui non seulement s'aggrave très rapidement, mais qui est très difficile à repérer. On a beaucoup de peine à le détecter avec un endoscope une fois qu'il s'est développé sous la muqueuse, ce qui en fait une maladie redoutable. Si je n'avais pas réexaminé le patient, le cancer l'aurait tué.

Le temps qu'un médecin consacre à un patient en face à face est extrêmement bref. Pendant cette courte période, le médecin s'efforce de découvrir un signal d'alarme. Cependant, il y a malheureusement peu de médecins prêts à prêter attention au corps du patient dans sa globalité, parce que la médecine s'est complètement spécialisée.

Vous vous en êtes déjà aperçu, j'en suis convaincu, mais avant tout examen médical, vous, le patient, vous devez d'abord décider quel médecin vous souhaiteriez consulter. Dans son cabinet, celui-ci vous demandera : « Alors, qu'est-ce qui vous amène ici aujourd'hui ? » Et si le patient répond : « J'ai mal à l'estomac », alors on examine l'estomac. Si on ne trouve rien d'anormal dans l'estomac, on le renvoie chez lui en lui disant pour le réconforter : « C'est parfait, vous n'avez aucun problème. » À moins que le patient ne réclame d'autres examens, la consultation se termine là. Si c'est un mauvais médecin, il peut même ne pas tenir compte de la demande du malade et répondre : « Tout cela, c'est votre imagination. Il n'est pas nécessaire de faire un nouvel examen. » Et il renvoie le patient chez lui.

Mais, comme je l'ai déjà dit, les médecins doivent être à l'écoute de leurs patients et prendre au sérieux ce qu'ils leur disent. Je suis désolé de constater que la médecine est devenue une affaire de spécialité. J'estime qu'on ne peut former ainsi de véritables médecins. Ce qui est encore plus déplorable, c'est que les docteurs en médecine ne sont plus obligés de faire une année d'internat de médecine générale avant de se spécialiser. En d'autres termes, ils n'ont l'occasion d'étudier que les parties du corps qui correspondent à leur spécialité.

Dans ma clinique new-yorkaise, afin d'apaiser l'inquiétude de mes patients, je procède à un examen général. Avant de faire une œsophago-gastro-duodénoscopie (EGD) ou une coloscopie, j'examine l'état de leur peau, leur tension, leur pouls, la saturation de leur sang en oxygène, leur thyroïde, leurs ganglions lymphatiques, les éventuelles anomalies de leurs articulations. Lorsqu'il s'agit d'une femme, j'examine également les seins et je lui demande si elle voudrait que j'examine le col de son utérus pour détecter un éventuel cancer. Si elle est d'accord, je l'examine avec le coloscope. Cet examen prend en général moins d'une minute, et mes patientes sont très heureuses parce qu'elles n'ont pas à aller consulter en plus leur gynécologue.

Bien que je sois gastroentérologue, j'examine suivant le sexe de la personne la prostate ou les seins, tout comme j'examine le col de l'utérus. Mes patients sont ravis et j'apprends beaucoup de choses en tant que médecin.

Plutôt que de manger un steak ce soir, décidez d'être en bonne santé quand vous aurez dix ans de plus.

L'examen d'une personne qui souffre d'une seule maladie est riche en enseignements.

Par exemple, quand j'examine un cancer du sein, j'interroge mes patientes sur leur régime alimentaire. Leurs propos me permettent d'établir des relations de cause à effet entre leur régime alimentaire et leur maladie. Je me suis aperçu que les femmes atteintes d'un cancer du sein aiment boire du café, consomment fréquemment des produits laitiers tels que le lait, le fromage et le yaourt, et ont un régime à base de produits carnés. Chez de nombreuses femmes qui suivent ce genre de régime, même si elles n'ont pas encore de cancer du sein, les seins sont très kystiques, elles souffrent de mastose fibrokystique. Cette maladie résulte d'un régime qui comprend des produits laitiers et de la viande. Si la patiente ne change pas ses habitudes alimentaires, elle a toutes les chances d'avoir un cancer du sein.

Ainsi, je conseille vivement aux femmes atteintes de mastose fibrokystique de changer immédiatement leurs habitudes alimentaires. Quand je leur demande : « Vous aimez le café, les produits laitiers et la viande, n'est-ce pas ? » elles sont généralement stupéfaites. Après les avoir informées de mes statistiques cliniques, fait des suggestions à propos de leur régime alimentaire et donné des explications, la plupart des femmes décident de modifier leurs habitudes alimentaires.

Le traitement que je recommande est fondé sur les connaissances que j'ai acquises en examinant mes patients. De même le mode de vie que je suggère résulte des observations que j'ai effectuées sur mes patients. En plus du changement de régime, le massage des seins pendant environ 5 minutes chaque jour s'est révélé très efficace pour prévenir le cancer du sein, c'est ce que m'a appris l'observation clinique.

J'ignore si les spécialistes du cancer du sein conseillent ces mesures préventives à leurs patientes. Mais quand je revois mes patientes un an après leur avoir donné ces conseils, non seulement elles n'ont pas de cancer du sein mais, ce qui est plus important, les tissus de leurs seins sont en fait beaucoup plus souples et leur mastose fibrokystique est souvent guérie.

Ce qui me rend le plus heureux en tant que médecin, ce n'est pas de guérir les maladies ou d'être considéré comme particulièrement qualifié, c'est de pouvoir donner des conseils appropriés à des personnes qui ont une « maladie latente » et de les aider à retrouver la santé.

Après tant d'années consacrées à la gastroentérologie, il n'est pas étonnant que j'aie pris conscience de l'importance du régime alimentaire quotidien. Cependant, de nos jours, il existe toutes sortes d'aliments que l'on considère comme « bons », alors qu'en fait ils sont nocifs pour l'organisme. Au cours des trente dernières années, j'ai constamment fait des conférences, j'ai participé à des forums publics et je me suis entretenu avec des malades aux États-Unis et au Japon sur le rapport entre le régime alimentaire et la santé, et sur le genre d'aliments qui sont nocifs. Mais il n'est pas facile de changer des normes communément acceptées dans la société. De plus, si la spécialisation dans le domaine médical s'accentue au rythme actuel, les jeunes médecins auront de plus en plus de difficulté à acquérir les connaissances que moi-même et bien d'autres médecins âgés avons acquises grâce à l'expérience clinique.

Ce dont nous avons besoin dans l'avenir, c'est d'une médecine préventive. Afin d'instaurer cette médecine, il est indispensable d'avoir des notions correctes sur la diététique. Toutefois il est extrêmement difficile de modifier la mentalité d'un adulte qui ne démord pas de ses idées. Ce serait peut-être différent si cette personne était malade, mais si la personne en question n'a qu'une maladie latente, elle préfèrerait sans doute manger un beefsteak ce soir que d'être en bonne santé dans dix ans. J'espère que ceux d'entre vous qui ont lu ce livre jusqu'ici, choisiront l'option « être en bonne santé ».

Maintenant mon objectif est l'éducation de la nouvelle génération. On entend souvent parler d'éducation globale qui concerne les plans intellectuel, physique et spirituel. Mais ce que je souhaite ajouter, c'est l'éducation diététique, afin d'aider les gens à avoir des connaissances exactes sur les aliments. Le menu des repas qu'on sert actuellement à midi dans les écoles est souvent basé sur des conceptions erronées, notamment sur la valeur calorique des aliments, ce qui est très dangereux. Aussi, à mon avis, la tâche la plus urgente à présent devrait-elle être de réformer le menu des cantines scolaires et d'éduquer les enfants en matière d'alimentation.

Les hommes peuvent vivre grâce aux micro-organismes

Vous êtes-vous jamais demandé ce qu'il advient des poissons qui meurent dans l'océan ? Quand on regarde au fond de l'océan, on ne trouve aucun amas de cadavres de poissons. Où vont donc les restes des poissons ? En fait ils disparaissent. Les micro-organismes de l'océan les décomposent lentement et ils disparaissent sans qu'on s'en aperçoive.

Bien qu'on ne puisse pas les voir à l'œil nu, notre monde est peuplé de micro-organismes. Même dans l'air propre on dit qu'il y a environ 100 micro-organismes dans un rayon d'1 cm à partir d'un point donné. Même à plus de 10 km au-dessus de nous et à 10 km sous nos pieds, il y a des micro-organismes. Bien sûr il y a aussi de nombreux micro-organismes dans la mer. À l'intérieur des intestins humains on trouve aussi de nombreux micro-organismes appelés flore intestinale. Autrement dit, nous vivons dans un bouillon de micro-organismes.

Il y a environ 300 espèces différentes et un total d'environ mille milliards de bactéries intestinales qui vivent dans l'intestin de chacun d'entre nous. Toutefois elles ne se trouvent pas là sans raison. De nombreux processus qui se déroulent dans notre corps résultent de l'action de ces bactéries. La fonction la plus importante qu'elles remplissent, c'est de créer des enzymes souches qui deviennent la source de notre énergie vitale. On croit que les bactéries intestinales sont à l'origine d'approximativement 3 000 sortes d'enzymes.

Parmi les bactéries intestinales certaines sont bonnes, d'autres mauvaises. En général on appelle « bonnes bactéries » celles qui, comme les lactobacilles, ont une action positive et « mauvaises bactéries » celles qui sont à l'origine de la putréfaction et exercent une action négative sur le corps.

En un mot, les bonnes bactéries sont celles qui possèdent des enzymes au pouvoir anti-oxydant. Quand des radicaux libres sont produits dans l'intestin, ces bactéries meurent et produisent des enzymes anti-oxydantes, neutralisant ainsi les radicaux libres.

Il existe dans l'intestin d'innombrables petites saillies filiformes appelées villosités. Les lactobacilles, qui sont de bonnes bactéries, pénètrent dans l'espace situé entre ces villosités. De nombreuses cellules impliquées dans le système immunitaire, telles que les globules blancs et les lymphocytes dits NK (*natural killers*), sont produites dans ces villosités. Quand ces globules blancs et ces cellules NK combattent des corps étrangers tels que des protéines, des bactéries, des virus et des cellules cancéreuses, des radicaux libres sont produits en grand nombre. Les lactobacilles jouent un rôle actif dans la destruction de ces radicaux libres.

À mon avis, les radicaux libres qui n'ont pas pu être neutralisés à cause du manque de « bonnes bactéries » ou pour une autre raison provoquent l'inflammation des villosités qui sont extrêmement fragiles, détruisent les villosités et causent la rectocolite ulcéro-hémorragique ou la maladie de Crohn.

D'autre part les mauvaises bactéries agissent en dégradant les matières non digérées. Elles sont en général considérées comme toxiques. Mais en causant la fermentation anormale des matières indigestes et en produisant des gaz toxiques, elles incitent l'intestin à expulser des gaz et des matières fécales. Elles aident donc à évacuer les matières indigestes aussi rapidement que possible. En conclusion, il n'est pas possible de distinguer clairement les bactéries intestinales et de les désigner comme bonnes ou mauvaises, me semble-t-il. Les « mauvaises bactéries » peuvent aussi exister dans le corps dans un but spécifique qui n'est pas nécessairement nocif.

En plus des bonnes et des mauvaises bactéries, il existe des bactéries qui ne sont ni toxiques ni bénéfiques. On les appelle « bactéries intermédiaires » ou « bactéries neutres ». Une fois encore ce n'est pas une façon très claire de les classer. Ce qui compte, c'est que ces différents types de bactéries s'équilibrent. En ce qui concerne les protéines, peu importe la qualité du nutriment. Si vous en consommez trop, le nutriment deviendra nocif. On peut en dire autant des mauvaises bactéries. Si ces dernières deviennent trop nombreuses, elles pourront causer des problèmes, même si elles sont un type de bactérie dont votre corps a besoin afin de rester en bonne santé.

Tout est question d'équilibre et, comme je l'ai déjà dit, l'équilibre des bactéries intestinales est très subtil. Les micro-organismes sont extrêmement fragiles et sont facilement affectés par leur environnement. Si leur environnement est favorable à leur propagation, ils s'accroîtront des milliers de fois, même plusieurs millions de fois. Mais si l'environnement est hostile, ils disparaîtront très rapidement.

Les caractéristiques des bactéries intermédiaires ne sont toujours pas claires. Si elles sont entourées surtout de bonnes bactéries, elles aussi commenceront à produire des enzymes anti-oxydantes. Mais si elles sont entourées surtout de mauvaises bactéries, elles aussi commenceront à produire des enzymes oxydées, en se transformant en mauvaises bactéries. Autrement dit, les bactéries intermédiaires sont fortement influencées par leur milieu bactérien.

Nous n'aimons pas les mauvaises bactéries, mais nous créons nous-mêmes l'environnement intestinal qui leur est favorable. Nous ne pouvons pas en vouloir aux micro-organismes de notre ignorance en ce qui concerne nos habitudes alimentaires et notre mode de vie. La transformation des bactéries intermédiaires de notre corps en bonnes ou en mauvaises bactéries dépend de notre comportement.

Comment créer le milieu intestinal favorable aux bonnes bactéries

Bien que les enzymes soient indispensables, le nombre d'enzymes que chacun peut produire est peut-être prédéterminé. Je pense que l'on meurt quand le stock d'enzymes est épuisé. Si on adopte ce point de vue, ce ne serait pas une erreur de dire que les enzymes souches déterminent la durée de notre vie.

Plus que tout autre facteur, les radicaux libres détruisent ces précieuses enzymes. La société moderne crée un environnement qui produit facilement des radicaux libres. Le stress, la pollution de l'air, les rayons ultraviolets, les ondes électromagnétiques, les infections bactériennes ou virales, l'exposition aux rayons et aux radiations de toutes sortes contribuent à la prolifération des radicaux libres.

Cependant, en plus de ces facteurs externes, d'autres activités produisent des radicaux libres, mais nous pouvons facilement les éviter si nous acceptons d'opérer des changements dans notre mode de vie. Boire, fumer, consommer des additifs alimentaires, de la nourriture oxydée, des médicaments sont les causes facilement évitables de la production de radicaux libres. Puisque ces habitudes épuisent un nombre considérable d'enzymes, vous avez toutes les chances de tomber malade avec le temps, à moins de décider d'éliminer ces activités.

Si le nombre d'enzymes de notre corps est déjà prédéterminé, nous dépendons nécessairement de la flore intestinale pour produire des enzymes supplémentaires afin de compléter celles que nous avons déjà. Ainsi la seule façon d'augmenter nos enzymes, c'est de créer un milieu intestinal favorable aux bonnes bactéries avec leurs enzymes anti-oxydantes.

Quand je conseille de manger des aliments riches en enzymes, c'est parce que ces aliments favorisent la prolifération des bonnes bactéries, qui deviennent ainsi le matériau brut des enzymes.

Comme vous le voyez dans la nature, l'accumulation de bons éléments finit par aboutir à un cycle positif. Si vous mangez de la bonne nourriture, si vous buvez de la bonne eau, si vous continuez d'avoir un mode de vie sain, votre milieu intestinal sera naturellement bien équilibré, il produira des enzymes en grand nombre et vous permettra de vivre une vie pleine de vitalité.

Par contre une seule habitude malsaine peut inverser la polarité de votre vie qui, de positive, deviendra négative. Si vous continuez d'avoir un régime qui consiste en viande et en produits laitiers, cela affectera votre capacité à digérer et à absorber des nutriments et, au cours des années, votre milieu intestinal se dégradera. Dans ce cas, vos bonnes bactéries disparaîtront et les bactéries intermédiaires commenceront à se transformer en bactéries pathogènes. Ceci créera un milieu dans lequel votre organisme ne pourra plus neutraliser les radicaux libres. De plus, comme votre capacité digestive se dégradera, les aliments non digérés commenceront à se putréfier dans votre intestin. En se nourrissant de ces aliments en putréfaction, les mauvaises bactéries commenceront à produire des gaz toxiques.

Quand ce processus délétère se déclenche dans l'intestin, on a fréquemment des gaz particulièrement malodorants. Les bébés nourris au sein maternel n'ont pas des selles qui sentent, car ils consomment seulement une nourriture vivante. Les selles d'enfants élevés au lait de vache ont une odeur plus prononcée.

Bien que votre système immunitaire combatte aussi les toxines de l'intestin, il ne reste presque plus de bonnes bactéries pour neutraliser les radicaux libres qui résultent de cette bataille. En conséquence, il est impossible de mettre un terme à l'action nocive des radicaux libres, et les parois intestinales endommagées par les radicaux libres produisent des polypes et des tissus cancéreux.

Vous pouvez inverser ce processus et créer un milieu intestinal salutaire en veillant à votre régime alimentaire et à votre mode de vie. Il faut d'abord faire un gros effort pour amorcer le bon processus et le maintenir, mais une fois que vous l'avez déclenché, même si vous mangez un peu de viande et buvez de l'alcool une fois par mois, vos enzymes souches qui ont été épargnées jusque-là neutraliseront ces défaillances occasionnelles.

Notre corps entretient une relation étroite avec le pays où nous vivons

Les Américains ont un régime carné depuis bien plus longtemps que les Japonais et l'équilibre de leur milieu intestinal n'est pas aussi facilement perturbé par ce genre d'alimentation que l'est celui des Japonais. Je me suis souvent demandé pourquoi il y a une telle différence entre les deux populations. Je pense à deux ou trois raisons.

En premier lieu, le régime alimentaire que suivent les deux peuples depuis de nombreuses années diffère, et cela pour des raisons d'ordre culturel. Cela fait des siècles que les Occidentaux ont un régime carné, mais les Japonais n'ont adopté un régime carné que pendant la période Meiji (1868-1912), ce qui est un phénomène relativement récent. L'intestin des Japonais dont le régime consiste principalement en céréales et en légumes depuis des siècles est 1,2 fois plus long que l'intestin des Occidentaux (ce chiffre tient compte de la corpulence des Américains et des Japonais). Comme l'intestin de ces derniers est plus long, le transit dure plus longtemps. L'effet que produit un régime carné est d'autant plus important que la nourriture reste plus longtemps dans l'intestin.

En second lieu il y a une différence de sol. Un rapport étroit existe entre notre corps et le pays où nous vivons. De nos jours nous pouvons manger des aliments qui proviennent de toutes les parties du monde, mais nous mangeons surtout de la nourriture en provenance du pays où nous vivons. En conséquence la santé des gens dépend en grande partie de la nature de la terre du pays qu'ils habitent.

Voici une histoire qui n'est pas récente. La première fois que j'ai vu des légumes dans un magasin aux États-Unis, j'ai été surpris par leur taille. Les légumes japonais, qu'il s'agisse d'aubergines ou de concombres, sont nettement plus petits. Je croyais que c'était parce que les légumes étaient tous d'un type différent. Mais en fait, si vous semez des graines de légumes japonais aux États-Unis, ils seront beaucoup plus gros que s'ils étaient cultivés au Japon. La raison en est que le sol américain contient plus de calcium, de minéraux et de vitamines que le sol japonais. Par exemple il y a de 3 à 5 fois plus de calcium dans des épinards cultivés aux États-Unis que dans des épinards cultivés au Japon.

Autre exemple : les brocolis. Selon certaines analyses que j'ai vues, 100 g de brocolis américains contiennent 178 mg de calcium, alors qu'au Japon 100 g de brocolis ne contiennent que 57 mg de calcium.

Voici mes conclusions : Bien que les Américains aient un régime alimentaire essentiellement carné, leur organisme n'en souffre pas autant que celui des Japonais, car ils mangent des légumes cultivés dans une terre riche en nutriments, ce qui leur permet, dans une certaine mesure, de neutraliser leur pH légèrement acide à cause de la viande.

Jadis, il y avait une différence frappante entre la corpulence des Japonais et celle des Américains. Cependant, de nos jours, les Japonais sont beaucoup plus gros qu'autrefois, sans doute parce qu'ils ont opté pour le régime alimentaire occidental. En d'autres termes, les habitudes diététiques des Japonais et leur physique ont changé parce qu'ils ont importé un régime alimentaire étranger basé sur la viande, le lait, le fromage et le beurre.

Même si les Japonais ont décidé de s'occidentaliser de cette façon, une seule chose ne peut être modifiée : le sol de leur pays. En dépit de leurs efforts la richesse du sol ne peut être imitée. On peut dire qu'elle est déterminée par les micro-organismes qui y vivent. Au Japon, le sol qui s'est constitué à la suite d'éruptions volcaniques ne contient pas suffisamment de nutriments pour la prolifération des bactéries.

Ainsi, à l'origine, le sol du Japon n'était pas très riche en nutriments. Mais dans le passé les Japonais étaient parvenus à maintenir un équilibre : ils mangeaient des céréales et des légumes cultivés sur leur terre ainsi que du poisson et des algues en provenance des mers voisines. Leur régime alimentaire était en harmonie avec la nature.

Les produits agricoles cultivés avec des engrais chimiques sont dépourvus d'énergie

Tout est relié dans la nature. Toute chose influence et est influencée à son tour. Ainsi se maintient un équilibre subtil. Même ce qu'on considère comme « inutile » est en fait nécessaire dans le monde de la nature.

En agriculture, on utilise souvent des produits chimiques pour éviter que des insectes nuisibles endommagent les récoltes. Cependant l'expression « insecte nuisible » a été inventée par les hommes. Dans le monde de la nature il n'existe pas d'insecte nuisible.

Les hommes n'aiment pas voir les insectes envahir leurs cultures mais en réalité, qu'ils soient nuisibles ou utiles, les insectes apportent un certain nutriment aux cultures quand ils les envahissent : la chitine-chitosan.

On trouve la chitine-chitosan dans la carapace des crabes et dans les crevettes. La cuticule qui recouvre le corps des insectes est également formée de chitine-chitosan. Quand les insectes se posent sur les feuilles des plantes, celles-ci sécrètent des enzymes telles que la chitonase et la chitinase. Ces enzymes permettent aux plantes d'absorber une infime quantité de chitine, environ un nanogramme, en provenance du corps et des pattes de l'insecte, et de l'utiliser comme nutriment.

De cette façon, les nutriments qui proviennent des insectes et que les plantes absorbent contribuent à faire vivre les animaux qui mangent ces plantes.

Cependant cette chaîne alimentaire est brisée par les substances chimiques utilisées en agriculture. Au lieu d'absorber la chitine-chitosan des insectes, les plantes et les légumes absorbent les substances chimiques utilisées pour repousser les insectes, et finissent par nuire aux hommes qui mangent ces plantes.

De plus les substances chimiques utilisées en agriculture tuent tout ce qui vit dans le sol. Or ces organismes vivants sont la source d'énergie des cultures. Les terres arables sur lesquelles on pulvérise périodiquement des substances chimiques n'ont ni vers ni bonnes bactéries. Comme on ne peut rien cultiver sur des sols stériles sans aucune énergie, il faut utiliser des engrais chimiques. On peut cultiver des plantes avec ces engrais chimiques, mais elles manquent de saveur et de valeur nutritive.

C'est pourquoi on trouve chaque année de moins en moins de nutriments dans les produits agricoles.

Autre facteur de risque : l'irrigation. L'eau à usage agricole n'est pas stérilisée avec du chlore comme l'eau du robinet. Mais elle est polluée par les produits chimiques utilisés en agriculture, par les rivières et par les effluents des égouts. L'agriculture est une grande consommatrice d'eau. Les toxines que nous absorbons sont, dans une certaine mesure, évacuées quand nous buvons de l'eau. On peut en dire autant pour les plantes. Mais comme en agriculture l'eau qui est censée évacuer les toxines des plantes est elle-même polluée, il est inévitable que les toxines s'accumulent dans les cultures.

Troisième facteur de risque : la culture en serre. Cette culture vise à réduire les dommages causés par les insectes et à contrôler la température. Cependant, il existe un inconvénient majeur peu connu : le voilage de vinyle qui empêche le soleil de passer. Naturellement les plantes ne peuvent se déplacer comme les animaux. Elles sont donc exposées à des fortes doses de rayons ultraviolets. Les rayons ultraviolets provenant du soleil ont pour effet l'oxydation des animaux et des plantes. Pour se protéger, les plantes possèdent un mécanisme qui leur permet de produire en grande quantité des substances antioxydantes.

Ces agents antioxydants comprennent des vitamines, notamment les vitamines A, C et E et des polyphénols, tels que l'isoflavone et la catéchine, que l'on trouve en quantités importantes dans les plantes. Ces substances antioxydantes sont produites quand les plantes sont exposées aux rayons ultraviolets. Autrement dit, si vous occultez la lumière solaire avec du vinyle, l'intensité du rayonnement ultraviolet sur les plantes est réduit. En conséquence, les plantes finissent par produire moins de substances antioxydantes telles que les vitamines et les polyphénols.

De nos jours en agriculture industrielle on considère en priorité la production d'aliments qui ont une belle apparence plutôt que d'aliments qui ont une valeur nutritionnelle certaine. Les légumes qui poussent naturellement ont des feuilles trouées par des insectes ou parfois des formes irrégulières. Ces légumes n'ont pas un bel aspect, mais ils possèdent beaucoup plus d'énergie vitale que les autres.

Étant donné que ce sont les aliments que vous consommez qui vous donnent votre énergie, si les aliments ne contiennent aucune énergie vitale, vous ne serez jamais en bonne santé, quelle que soit la quantité de nourriture que vous absorbez. Une personne qui ne mange pas de produits cultivés naturellement ne peut s'attendre à avoir une bonne santé. Les aliments que vous mangez chaque jour doivent pourvoir aux besoins de votre corps et les critères utilisés pour choisir ces aliments déterminent votre état de santé.

Une bonne nouvelle : On utilise de plus en plus des engrais organiques et l'agriculture biologique prend de l'importance. Le coût de ces engrais est certainement plus élevé que celui des engrais « normaux », mais c'est le prix que coûte une vie saine. De toute évidence cela revient à un moindre prix que la maladie.

Seuls les aliments pleins d'énergie vivante entretiennent la vie. Les produits qui possèdent de l'énergie vivante ne peuvent provenir que d'une terre pleine d'énergie vivante. Si les bactéries du sol sont saines, alors les légumes et les fruits pousseront aussi de façon saine. Avec des aliments produits de façon saine les bactéries intestinales de l'homme seront également saines.

Tout est écrit dans notre « livre de vie »

De temps à autre nous ne tenons pas compte des relations importantes qui existent entre différents éléments car nous portons notre attention sur une seule chose. Par exemple si nous considérons seulement chaque organe du corps en tant qu'unité séparée, nous ne tenons pas compte des rapports que les organes entretiennent les uns avec les autres et des influences qu'ils exercent les uns sur les autres. Ou bien si nous ne considérons que le corps, nous oublions que le corps, l'esprit et l'âme constituent un tout inséparable.

Quand on subit un stress *psychologique*, le *corps* tombe rapidement sous l'emprise du système nerveux sympathique. Au contraire, quand on se sent vraiment heureux, le corps est sous l'emprise du système nerveux parasympathique. La nuit, quand on dort, le corps récupère car il est alors dominé par le système nerveux parasympathique.

Une personne qui est chaque jour stressée psychologiquement et n'a pas le temps de manger comme il convient sera victime d'un déséquilibre physique. Toute maladie est causée par plus d'un facteur. Tout est relié, les facteurs psychologiques, physiques, environnementaux... On tombe malade quand tous ces facteurs se combinent pour créer un cycle négatif.

Un régime alimentaire médiocre produit des radicaux libres à profusion dans l'organisme, tout comme le font des sentiments négatifs tels que la haine, le ressentiment, la jalousie qui ruinent la santé autant qu'un mauvais régime alimentaire. Vous pouvez cesser de boire, cesser de fumer et avoir un régime alimentaire parfait, mais si vous nourrissez votre esprit avec la colère, le stress et la peur, vous pouvez encore vous rendre malade. Afin d'être en bonne santé, il est très important d'avoir toujours un état d'esprit harmonieux et équilibré.

Parmi les cancéreux on distingue ceux qui tombent malades et meurent à brève échéance, et ceux dont le cancer ne se développe pas aussi rapidement. Je crois que cette différence provient de « l'hôte » c'est-à-dire de la personne qui est malade et, en particulier, de la résistance qu'elle oppose à la maladie. Les métastases et la récidive du cancer résultent de l'affaiblissement du système immunitaire.

À mon avis, la capacité à combattre le cancer ou n'importe quelle autre maladie dépend du nombre d'enzymes souches que possède « l'hôte ». Si celui-ci en a suffisamment, il a plus de chances de combattre le cancer. Mais si le stock d'enzymes souches est réduit, un cancer beaucoup plus « agressif » se développera, parce que la maladie peut envahir plus facilement le corps affaibli.

Si on compare leur vie à celle de l'univers, les hommes jouissent d'une existence très brève, encore plus brève que celle des virus. Une vie humaine passe aussi vite qu'un battement de paupière. Même si je vis jusqu'à 120 ans, pour moi cette vie sera brève. Il y a tant de choses que j'aimerais faire et tout ce que j'aimerais accomplir exige une motivation de tous les instants ainsi que beaucoup d'énergie. Peut-être avez-vous la même impression ? Peut-être est-ce la raison pour laquelle vous lisez ce livre ? Comme la vie est si brève, vivons-la en bonne santé, heureux et débordant de vitalité. Je dis à mes patients (et à toute autre personne qui veut bien m'écouter) qu'ils peuvent décider de rester jeunes, d'être en bonne santé, d'avoir des pensées positives et de s'intéresser à toutes sortes de choses.

Je me rends compte que nos existences, y compris la mienne, ne sont que des particules de poussière dans l'infini. J'ai un faible pour toutes ces vies minuscules mais importantes. Ne pensez-vous pas que c'est du gâchis que de gaspiller cette vie éphémère et précieuse en vous engluant dans le ressentiment et la peur, en mangeant toutes sortes de saletés, et en étant toujours malade et vidé de toute énergie ?

Il vaut mieux ne pas être malade et ne pas souffrir pendant notre brève existence. La manière dont nous pouvons mener une vie saine ne figure-t-elle pas dans notre *livre de vie* ? D'abord écoutez ce que votre corps essaie de vous dire. Si vous n'entendez pas cette voix, alors écoutez celle de la nature. Considérez ses lois, soyez persuadé qu'elles nous apprennent ce que nous avons besoin de savoir maintenant. Si vous vous montrez assez humble pour accepter ses lois, si vous avez confiance en votre livre de vie, les miraculeuses enzymes souches vous aideront à jouir d'une existence longue, épanouie, heureuse.

L'amour stimule vos enzymes miracles

« L'homme ne peut pas vivre seulement de pain » est un des enseignements de la Bible, mais de nombreux patients m'ont appris que c'est aussi une des lois de la nature.

Il y a eu des cas de personnes très malades qui ont miraculeusement recouvré la santé après s'être fixé un but. Il y a également eu des cas de cancéreux qui, à la suite de circonstances particulières, ont éprouvé des sentiments de gratitude. C'est alors qu'ils ont commencé à recouvrer la santé.

Tous les hommes ont un potentiel de guérison infini, mais ce potentiel est souvent occulté. Quand ce potentiel se manifeste, les enzymes de l'organisme sont stimulées, elles produisent de l'énergie et peuvent arracher les malades à une mort imminente. Par ailleurs, peu importe si votre corps est en bonne santé, car si vous vivez dans la solitude, si vous avez toujours des pensées négatives et si vous vous apitoyez sur vous-même, les enzymes de votre organisme se dégraderont peu à peu.

Je ne pense pas que l'amour soit incapable de guérir le cancer. Si une personne est vraiment convaincue qu'elle guérira et ressent véritablement de l'amour au fond de son cœur, je crois qu'elle parviendra à terrasser la maladie. Si vous souhaitez de toute votre âme vivre, ne fût-ce que pour voir grandir vos enfants ou vos petits-enfants, alors vous avez toutes les chances d'y parvenir. Selon la force de votre volonté, vous pouvez accéder à ce qui peut paraître totalement impossible.

Afin de guérir une maladie le médecin ne peut se contenter d'exciser les « parties malades » du corps du patient ou simplement de lui donner des médicaments. Guérir, c'est motiver la personne afin qu'elle éprouve un bonheur authentique. Un médecin vraiment compétent est capable de susciter habilement ce genre de motivation. Personnellement, je souhaite être ce type de médecin.

Alors quelle serait une forte motivation pour de tels patients ? Je ne pense pas qu'il y ait de plus puissante motivation que l'amour.

Nous savons tous qu'il y a de nombreuses formes d'amour – entre un homme et une femme, entre un père ou une mère et son enfant, entre des compagnons, entre des amis, entre nous et des personnes dans le besoin – mais quelle qu'en soit la forme, je pense que la motivation, le bien-être et le bonheur ont tous pour origine l'amour. Afin d'être en bonne santé, il faut absolument éprouver de l'amour pour quelqu'un. Peu de gens peuvent être heureux en restant solitaires. Une vie heureuse déborde d'amour. Recevoir de l'amour, tisser des liens d'amour et donner de l'amour, voilà quelles en sont les différentes étapes.

Quand une personne est vraiment heureuse, les analyses de son sang révèlent que son système immunitaire est très actif. Puisque les enzymes souches renforcent le système immunitaire, une personne qui se sent heureuse aura probablement des enzymes souches à profusion.

En outre quand on se sent heureux, le système nerveux parasympathique prend la relève, diminuant ainsi le niveau de stress. Quand le niveau de stress diminue, la production de radicaux libres décroît et la flore intestinale se rééquilibre en faveur des bonnes bactéries. Quand l'état du milieu intestinal s'améliore, le système nerveux parasympathique en informe l'hypothalamus dans le cerveau. Celui-ci, qui reçoit cette information, vous fait éprouver encore plus de bonheur.

Vous éprouvez un sentiment de bonheur ➔ le système nerveux parasympathique prend le relais ➔ le stress diminue ➔ l'état du milieu intestinal s'améliore ➔ le message est transmis par le système nerveux parasympathique ➔ l'hypothalamus est informé ➔ vous éprouvez encore plus de bonheur.

Je le répète, les différentes parties du corps – qu'il s'agisse du système immunitaire, du système endocrinien ou du système nerveux – ne fonctionnent pas isolément. Elles exercent toutes une influence les unes sur les autres. Lorsqu'un cycle bénéfique s'amorce, le corps entier réagit tout de suite de façon positive.

Au début d'un cycle de bonheur les enzymes sont produites en grand nombre. À leur tour elles stimulent de façon positive les cellules de tout le corps. Ainsi les enzymes produites par ce cycle de bonheur sont en fait celles qui, dans les coulisses, activent le pouvoir d'autoguérison d'une personne qui éprouve un grand bonheur grâce à l'amour.

Vous découvrirez que le mot amour est écrit en lettres majuscules dans votre *livre de vie*, j'en suis certain.

POSTFACE

Le Facteur Enzyme : de l'Entropie à la Syntropie

J'AI eu 72 ans en mars 2007 et lorsque je vois de temps à autre mes camarades de classe, je peux dire quel a été le genre de vie de chacun d'entre eux depuis le jour où nous avons fait connaissance. Certains ont l'allure caractéristique de petits vieux, tandis que d'autres paraissent encore très jeunes. Différents facteurs tels que l'historique de leur régime alimentaire, leur mode de vie, l'eau qu'ils boivent, leur rythme de sommeil, leur environnement et leurs motivations expliquent leur différence d'aspect. Le corps d'une personne âgée ne ment jamais. On y lit l'histoire de sa vie.

Toutes les créatures vivantes empruntent depuis leur naissance le même chemin qui les conduit vers la mort. C'est une évidence. Selon les lois de la nature, notre vie doit se terminer un jour.

Cependant la vitesse à laquelle nous descendons ce chemin varie considérablement. Les personnes qui subissent un stress physique et psychologique important peuvent arriver au terme de leur voyage en seulement 40 ans, mais d'autres peuvent parcourir le chemin de la vie sans se presser : il leur faut environ 100 ans pour atteindre leur destination finale. Elles peuvent y parvenir en prenant soin de leur corps et de leur esprit, et en appréciant le paysage tout au long du chemin, en compagnie de leur partenaire ou d'amis.

Nous sommes parfaitement libres de choisir notre route. Mais puisque le terme est toujours le même, ne vaut-il pas mieux avoir une vie longue et féconde, et en jouir pleinement ?

Prenez un simple clou comme exemple. Ce clou rouillera un jour, il finira par se désagréger et tomber en poussière. Le clou rouillera rapidement dans un lieu exposé au sel, par exemple au bord de la mer, mais si vous lui appliquez régulièrement une couche de peinture ou si vous le huilez, vous pouvez l'empêcher de rouiller pendant un bon bout de temps.

Le processus par lequel chaque être et chaque chose évoluent vers la dégradation ou la désintégration s'appelle « l'entropie ». Mais la vitesse à laquelle s'effectue l'entropie varie considérablement et dépend de l'environnement. Le processus qui consiste à inverser la progression de l'entropie afin de réparer, régénérer et redonner de la vie s'appelle « la syntropie » (néguentropie).

Puisque nous sommes tous destinés à mourir, nous pouvons dire que la vie suit le cours de l'entropie. Mais en même temps la nature met aussi à notre disposition la possibilité de « syntropie ». Un être vivant qui crée une nouvelle vie grâce à une partie de son corps, s'engage dans le processus de la « syntropie ». Chez les animaux, par exemple, l'œuf de la femelle et le sperme du mâle s'unissent pour créer une nouvelle vie. Chez les végétaux, même si la tige d'une plante pourrit, de sa graine ou de l'extrémité d'une racine pousse une nouvelle plante. Certains poissons, comme le saumon, sacrifient leur propre vie pour créer une vie nouvelle, ils remontent le cours de la rivière pour frayer et mourir. Ces exemples montrent le moment où l'entropie passe à la « syntropie ».

L'entropie et la « syntropie » coexistent selon le plan de la nature.

Le corps humain se régénère chaque jour grâce au métabolisme. Même si nous tombons malades, notre pouvoir naturel d'auto-guérison nous aide à retrouver la santé. C'est ainsi que se manifeste la « syntropie ». Cependant pour que celle-ci fonctionne, nous devons vivre selon les lois de la nature. Tout au long de cet ouvrage j'ai préconisé le régime et le mode de vie appropriés, capables de nous faire vivre conformément à ces lois.

Chez les hommes il existe un autre facteur unique capable de transformer l'entropie en « syntropie » : c'est la force de notre esprit. J'ai insisté sur l'importance de la motivation et du bonheur ainsi que sur leur rôle dans l'accomplissement d'une vie saine, car je veux mettre l'accent sur le pouvoir et l'influence qu'exerce l'esprit sur le corps.

Actuellement, la médecine, qui s'est spécialisée, ne prête pas vraiment attention aux facteurs psychologiques tels que la motivation, bien que la motivation influence considérablement le corps et soit indispensable pour toute personne désireuse de mener une vie saine, pleine d'énergie.

Les personnes qui sont toujours sous les feux de la rampe, par exemple les acteurs, les actrices, les politiciens et les hommes d'affaires, rayonnent souvent d'exubérance juvénile. Le fait qu'ils ont conscience d'être un point de mire stimule leur motivation. D'autre part on entend souvent parler de personnes qui, après avoir beaucoup travaillé, prennent soudain un coup de vieux ou tombent malades dès le moment où elles prennent leur retraite. Sans aucun doute cela s'explique parce qu'elles ne sont plus motivées. Les hommes et les femmes qui ne vivent que pour leur travail et n'ont pas d'autre intérêt ne savent plus comment s'occuper. Des personnes plus équilibrées auront plus de chances d'effectuer une transition satisfaisante.

Si, après avoir lu cet ouvrage, vous commencez à suivre mes conseils en évitant de manger des aliments oxydés et des produits laitiers, en buvant de la bonne eau et en éprouvant de la gratitude et du bonheur chaque jour, votre corps passera de l'état d'entropie à l'état de syntropie.

Ce qui importe, c'est d'agir immédiatement pour que la dynamique de la motivation ne cesse pas. Vous aurez beau penser que vous mangerez des aliments de meilleure qualité, boirez de la bonne eau ou cesserez de boire et de fumer, si l'action n'accompagne pas vos pensées, vous finirez par éprouver un sentiment de culpabilité et de frustration, émotions négatives qui ne seront certainement pas bénéfiques pour votre santé.

On appelle de nos jours « maladies liées au mode de vie » de nombreuses maladies qu'on appelait autrefois « maladies de l'adulte ». Cependant chaque fois que l'occasion se présente, je précise qu'en fait ces maladies sont le résultat de l'ignorance ou de l'absence de maîtrise de soi. Ces mots sont durs, je le sais, s'ils s'adressent à des personnes déjà malades. Et puisqu'un grand nombre de ces personnes sont tombées malades parce qu'elles n'ont pas su ce qu'il fallait faire, la responsabilité incombe principalement aux médecins ou aux structures de la société.

Pourtant je persiste à dire que ces maladies résultent d'un manque de maîtrise de soi car j'aimerais que vous compreniez bien que, si vous pouvez vous maîtriser, vous pouvez éviter de nombreuses maladies.

Les médecins et les structures de la société sont peut-être responsables du manque de connaissances en ce qui concerne ces problèmes, car les médecins sont souvent au nombre de ceux qui tombent le plus souvent malades. De nombreux médecins que je connais souffrent d'un cancer ou ont du diabète. En fait, il y a plusieurs décennies, j'ai lu que l'espérance moyenne de vie des médecins américains était de 58 ans. Autrement dit, même les médecins, qui sont des prétendus « spécialistes des maladies », manquent des connaissances essentielles sur l'alimentation et la santé.

Bien que ce livre ait été écrit en tenant compte des nombreux cas cliniques que j'ai observés, vous ne pouvez pas acquérir la santé simplement en le lisant. Vous y parviendrez en pratiquant chaque jour les activités adéquates. L'acquisition de bonnes habitudes, fussent-elles en nombre réduit au début, finira par avoir une influence considérable sur votre santé. Il n'est jamais trop tard pour bien faire.

Bien que les différentes parties de votre corps ne réagissent pas de la même façon, la plupart des cellules sont généralement renouvelées tous les 120 jours. Je conseille donc aux personnes prêtes à essayer *Le régime Shinya* de continuer cette pratique pendant au moins quatre mois. Si vous pouvez transformer en « syntropie » le cours de l'entropie et la maintenir aussi longtemps que possible, votre corps subira des changements spectaculaires même en quatre mois.

Mangez des aliments sains, adoptez un mode de vie sain, faites de l'exercice physique sans excès et continuez de vous intéresser à ce qui vous motive, alors, sans conteste, votre corps réagira de façon positive. Peu importe si maintenant votre corps peut être mal en point, il ne cesse de faire des efforts pour rester en bonne santé. En tant que médecin, rien ne pourrait me faire plus plaisir que si vous suiviez mes recommandations après avoir lu cet ouvrage et que vous connaissiez une amélioration spectaculaire de votre état général.

APPENDICES

Les 7 Clés d'Or du Dr Shinya pour avoir une Bonne Santé

Servez-vous de ces clés pour préserver vos « enzymes miracles » et jouir d'une longue vie en parfaite santé

1. Suivez un régime salutaire

A. 85 à 90 % d'aliments d'origine végétale :

a. 50 % de céréales complètes : riz brun, pâtes au blé complet, orge, pain complet, graines de soja, lentilles, pois chiches, différentes variétés de haricots : haricots rouges, haricots « pinto » (mouchetés de rose), haricots noirs, blancs ou roses.

b. 30 % de légumes verts et jaunes, de légumes à racines comestibles (pommes de terre, carottes, patates douces et betteraves) et d'algues.

c. 5 à 10 % de fruits, de graines et de fruits secs (amandes, noisettes, noix, etc.)

B. 10 à 15% de protéines d'origine animale (ne pas dépasser 90 à 120 g par jour) :

a. Poissons de toutes espèces mais de préférence des petits poissons car les gros poissons contiennent du mercure.

b. Volaille : poulet, dinde, canard – seulement en petites quantités.

c. Bœuf, agneau, veau, porc – en quantité limitée ou à exclure.

d. Œufs.

En supplément de votre régime :

1. Lait de soja, tofu, lait de riz, lait d'amande.

2. Infusions.

3. Algues en paillettes (varech, wakamé…)

4. Levure de bière (bonne source de vitamines B et de minéraux).

5. Pollen et propolis.

6. Suppléments d'enzymes.

7. Suppléments multivitaminés et minéraux.

Aliments et substances à éviter ou à prendre en quantité limitée :

1. Produits laitiers : lait de vache, fromage, yaourt, etc.

2. Thé vert japonais, thé chinois, thé anglais (ne pas dépasser 1 à 2 tasses par jour).

3. Café.

4. Bonbons et sucre.

5. Nicotine.

6. Alcool.

7. Chocolat.

8. Graisses et huiles.

9. Sel de table ordinaire (prenez du sel marin qui contient des oligoéléments).

Recommandations supplémentaires :

1. Cessez de manger et de boire 4 à 5 heures avant de vous coucher.

2. Mastiquez chaque bouchée de 30 à 50 fois.

3. Ne mangez rien entre les repas sauf des fruits. (Vous pouvez manger un morceau de fruit une heure avant de vous coucher si la faim vous empêche de dormir car les fruits se digèrent rapidement.)

4. Mangez des fruits et buvez des jus de fruits une demi-heure à une heure avant les repas.

5. Mangez des céréales complètes non raffinées.

6. Mangez davantage de nourriture crue ou légèrement cuite à la vapeur. Une température supérieure à 90 ° tue les enzymes.

7. Ne mangez pas des aliments oxydés. (Un fruit, qui a pris une couleur brune, a commencé à s'oxyder.)

8. Mangez des aliments fermentés.

9. Soyez exigeants pour les aliments que vous mangez. Souvenez-vous que vous êtes ce que vous mangez.

2. Buvez de la bonne eau

L'eau est essentielle pour votre santé. Buvez de l'eau avec un fort pouvoir réducteur, qui n'a pas été polluée par des substances chimiques. Boire de la « bonne eau » telle que de l'eau minérale ou de l'eau dure qui contient beaucoup de calcium et de magnésium maintient votre pH à un niveau alcalin optimal.

- Les adultes doivent boire de 8 à 10 verres d'eau chaque jour.
- Buvez de 1 à 3 verres d'eau dès le réveil le matin.
- Buvez 2 ou 3 verres d'eau environ une heure avant chaque repas.

3. Éliminez régulièrement

- Prenez l'habitude d'aller régulièrement à la selle pour éliminer les substances polluantes et nettoyer régulièrement votre organisme.
- Ne prenez pas de laxatifs.
- Si votre intestin est paresseux ou si vous voulez détoxiquer votre foie, pensez à prendre un lavement au café. Le lavement au café est préférable pour détoxiquer le côlon et tout le corps parce qu'il ne libère pas de radicaux libres dans le sang, comme le font certaines méthodes de détoxication.

4. Faites de l'exercice avec modération

- Des exercices adaptés à votre âge et à votre condition physique sont indispensables pour rester en bonne santé, mais un excès d'exercices peut produire des radicaux libres et nuire à votre organisme.

- Parmi les différentes formes d'exercices, je vous conseille la marche (4 kilomètres environ), la natation, le tennis, le vélo, le golf, la musculation, le yoga, les arts martiaux et l'aérobic.

5. Prenez le repos dont vous avez besoin

- Allez vous coucher à la même heure tous les soirs et dormez sans interruption durant 6 à 8 heures.
- Ne mangez ni ne buvez 4 ou 5 heures avant de vous coucher. Si vous avez faim ou soif vous pouvez manger un petit morceau de fruit une heure avant d'aller au lit car il se digère rapidement.
- Faites une petite sieste d'environ ½ heure après le déjeuner de midi.

6. Respirez et méditez

- Faites de la méditation.
- Habituez-vous à avoir des pensées positives.
- Faites des respirations abdominales profondes 4 ou 5 fois par heure. L'expiration doit être deux fois plus longue que l'inspiration. Ceci est très important car la respiration profonde aide le corps à se débarrasser des toxines et des radicaux libres.
- Portez des vêtements amples qui n'entravent pas votre respiration.
- Écoutez votre corps et traitez-vous bien.

7. Éprouvez de la joie et de l'amour

- La joie et l'amour favoriseront le maintien de la production d'enzymes dans votre organisme, parfois d'une manière étonnante.

- Prenez du temps chaque jour pour témoigner votre gratitude.
- Riez.
- Chantez.
- Dansez.
- Croquez la vie à belles dents et mettez tout votre cœur dans vos relations avec ceux que vous aimez.

Les Bonnes Habitudes Alimentaires

Mastiquez bien vos aliments.

Mastiquez chaque bouchée de 30 à 70 fois. Cette mastication fait sécréter une enzyme de la salive qui s'associe parfaitement au suc gastrique et à la bile et qui contribue à la digestion. Mastiquer consciencieusement accroît le taux de glucose dans le sang ce qui coupe l'appétit et empêche toute suralimentation. La mastication favorise également l'absorption même de petites quantités de nourriture.

Mangez des céréales complètes, biologiques si possible.

Du riz brun, des céréales complètes et des haricots sont très bons pour la santé ; les aliments fermentés sont excellents. Mangez une poignée de haricots tous les jours. Les haricots contiennent plus de protéines que la viande ainsi que toutes sortes de substances telles que des vitamines, des minéraux et du sélénium.

Ne mangez que la viande d'animaux dont la température est inférieure à la vôtre.

Il n'est pas bon de manger de la viande d'animaux dont la température est élevée telle que le bœuf et le poulet parce que le gras de l'animal se solidifiera dans votre sang. Il vaut beaucoup mieux manger la chair d'animaux dont la température est peu élevée tels que les poissons, parce que l'huile de poisson se liquéfie dans l'organisme et nettoie les artères au lieu de les obstruer.

Évitez de manger ou de boire avant d'aller vous coucher le soir.

Il est important de finir de manger et de boire 4 à 5 heures avant d'aller se coucher le soir. Quand l'estomac est vide il y a un taux élevé de suc gastrique acide qui tue l'*Helicobacter pylori* ainsi que d'autres bactéries pathogènes, ce qui rétablit l'équilibre du milieu intestinal. Celui-ci favorise l'autoguérison, la résistance et l'immunité. Limiter la quantité de liquide et de nourriture avant de se coucher contribue aussi à éviter les problèmes de reflux gastro-œsophagien et d'apnées du sommeil.

Buvez de 8 à 10 verres de bonne eau chaque jour.

Veillez à prendre l'habitude de boire à des heures régulières. Buvez 2 ou 3 verres d'eau dès le lever le matin et 2 ou 3 verres d'eau une demi-heure à une heure avant chaque repas. Il est important de boire avant le repas plutôt que pendant ou après, car il ne faut pas diluer les enzymes digestives. S'il vous faut absolument boire pendant le repas, ne prenez qu'un demi-verre de liquide. La bonne eau, c'est de l'eau qui ne contient pas de substances à risques pour l'organisme, notamment du chlore. Dans la bonne eau l'équilibre des minéraux tels que le calcium, le magnésium, le sodium, le potassium et le fer est respecté. Le pH doit être au-dessus de 7,5 c'est-à-dire légèrement alcalin. L'eau ne doit pas contenir du calcium oxydé en grande quantité. En bref, la bonne eau doit pouvoir éliminer les radicaux libres par un processus d'anti-oxydation.

Mangez des hydrates de carbone de qualité.

Il est facile de digérer et d'assimiler des glucides qui procurent directement de l'énergie. Les glucides de qualité contiennent des fibres alimentaires, des vitamines et des minéraux, substances qui contribuent efficacement au métabolisme des cellules, à la circulation du sang et à l'élimination des déchets. Les hydrates de carbone de première qualité, quand ils sont digérés et absorbés pour produire de l'énergie, produisent de l'eau et du gaz carbonique. Ils ne produisent pas de toxines ou de déchets comme le font les protéines ou les graisses qui sont métabolisées. Aussi les hydrates de carbone sont-ils une source idéale d'énergie pour permettre et maintenir toute forme d'activité.

Aliments qui fournissent des hydrates de carbone de première qualité :

- Le riz brun ou riz complet.
- L'orge complète.
- Le sarrasin.
- Le millet.
- Le maïs.
- L'amarante.
- Le quinoa.
- Le pain complet.
- Le pain noir japonais de sarrasin non raffiné.

Choisissez vos matières grasses avec soin.

Les matières grasses sont classées selon leur origine – végétale ou animale.

Huiles végétales :

- olive,
- soja,
- maïs,
- sésame,
- colza,
- safran,
- huile de son de riz.

Matières grasses d'origine animale :

- beurre,
- lard,
- gras de viande,
- huile de poisson.

On distingue également les matières grasses selon qu'elles contiennent des acides gras saturés ou des acides gras insaturés. Les acides gras saturés tels que l'acide stéarique et l'acide palmitique se trouvent en abondance dans les matières grasses d'origine animale. Les acides gras insaturés se trouvent dans les huiles végétales sous forme d'acide linoléique, d'acide linolénique, d'acide aléique et d'acide arachidonique. Les acides linoléique et arachidonique sont appelés acides gras essentiels ou vitamine F, qui ne peuvent être produits par le corps et doivent donc provenir de la nourriture. Les graisses animales favorisent l'accumulation de déchets, ce qui cause l'artériosclérose, l'hypertension et l'obésité. Les aliments naturels tels que le riz brun, les graines de sésame, le maïs et le soja contiennent environ 30 % de matières grasses et sont une source de matières grasses indispensables bien meilleures que l'huile raffinée, parce que leur métabolisme ne fatigue ni le pancréas ni le foie. En outre les huiles végétales évacuent les déchets tels que le mauvais cholestérol et préviennent l'artériosclérose en maintenant la souplesse des cellules et des vaisseaux sanguins. Les huiles végétales vendues comme huiles pour salades sont en général traitées chimiquement. Je ne les recommande pas.

Prenez de l'huile de poisson.

L'huile de poisson est bonne pour le cerveau. On a constaté un rapport entre les taux élevés de DHA dans le sang, substance qu'on trouve dans l'huile de poisson, et les facultés intellectuelles, notamment l'aptitude aux mathématiques. Bien qu'on ne connaisse pas exactement l'effet qu'a le DHA sur le cerveau et le système nerveux, on postule que le DHA diminue le risque d'être atteint de démence ou de la maladie d'Alzheimer. Selon certaines études les oméga-3 diminuent les triglycérides du sang, ce qui réduit le risque d'avoir des caillots.

Réduisez votre dépendance aux médicaments en modifiant votre régime alimentaire et en faisant de l'exercice quand c'est possible.

La dépendance aux médicaments, même s'ils sont prescrits par un médecin, peut nuire à votre santé parce qu'ils fatiguent le foie et les reins. On peut traiter de nombreuses pathologies chroniques telles que l'arthrite, la goutte, le diabète et l'ostéoporose par un régime alimentaire et par l'exercice.

Mangez des aliments riches en fibres pour éliminer correctement et prévenir les maladies liées à l'âge.

Toutes sortes de fibres alimentaires existent dans divers aliments. On les trouve en abondance dans les aliments d'origine végétale par exemple les légumes et les algues, les fruits, les légumineuses les céréales intégrales et les champignons. 50 à 60 % du poids des algues déshydratées consiste en fibres alimentaires. Il n'est pas souhaitable de prendre des fibres alimentaires sous forme de granules, de capsules ou de liquides. Ces compléments alimentaires peuvent gêner l'absorption d'autres nutriments et causer des maladies.

Les micronutriments ont un pouvoir miraculeux.

Parmi les micronutriments figurent les vitamines, les minéraux et les acides aminés. Le terme « *micro* » fait allusion à l'infime quantité dont on a besoin, comparée à la quantité importante de macro-éléments qui sont indispensables : les glucides, les protéines, les matières grasses et les fibres alimentaires. Les micronutriments sont absolument nécessaires pour maintenir la santé, l'équilibre mental et affectif, et prévenir les maladies. Le corps a besoin de certaines quantités de ces nutriments ; on appelle ces quantités Apport Journalier Recommandé. L'AJR représente la quantité minimum indispensable pour prévenir les maladies. Cependant la quantité diffère selon chaque individu, car elle dépend de son régime alimentaire et de son mode de vie. Même si on mange chaque jour le même type de nourriture et la même quantité – ce qui implique le même nombre de calories – la quantité de nutriments absorbés et éliminés diffère selon l'état physique, mental ou affectif de la personne ce jour-là. Il est impossible de garantir qu'un régime constitué d'aliments sains, non industriels, consommés en quantité appropriée, apporte suffisamment de vitamines, de minéraux ou d'acides aminés.

Prenez des compléments alimentaires avec modération.

Il est important de manger des aliments naturels qui sont bien équilibrés et en rapport avec le biorythme de chaque personne. Selon plusieurs études, des compléments en micronutriments peuvent réduire au minimum les maladies liées à l'âge et améliorer le taux de guérison des cancers, des cardiopathies et des maladies chroniques. L'action combinée de tous les nutriments est ce qui maintient notre santé. Si l'on prend deux ou trois nutriments qui contiennent des vitamines et des minéraux, et si l'on exclut ou réduit au minimum d'autres nutriments, il sera impossible de rester en parfaite santé ou de prévenir les maladies et le processus de vieillissement. La prise à haute dose d'une certaine vitamine ou d'un certain minéral parmi ceux qui sont essentiels peut être salutaire pour certaines personnes mais nocive pour d'autres.

Les vitamines liposolubles, telles que les vitamines A, D, E et K sont stockées dans le foie et les lipides de l'organisme. Il n'est donc pas nécessaire d'en prendre un complément chaque jour. Les vitamines hydrosolubles, à savoir les vitamines du groupe B et les vitamines du groupe C sont solubles dans les composants liquides de l'organisme et éliminées dans l'urine. Une prise quotidienne de celles-ci est donc importante, bien que seules des petites quantités soient nécessaires. (*Selon certains chercheurs un excès de compléments peut avoir un effet négatif sur le système immunitaire, augmenter les radicaux libres et modifier les lipides du foie, du cœur et des reins. Certes, je recommande de prendre des micronutriments en complément, mais il faut tenir compte de ces découvertes et je suggère d'éviter tout excès, d'être prudent et vigilant.*)

Vitamines et minéraux agissent de concert.

Les vitamines sont organiques, les minéraux sont inorganiques. Ces nutriments essentiels se complètent dans leur action. Par exemple, la vitamine D facilite l'absorption du calcium. La vitamine C permet l'absorption du fer ; le fer accélère le métabolisme des vitamines du groupe B ; le cuivre active la vitamine C et le magnésium est nécessaire pour métaboliser la vitamine C. L'action combinée des micronutriments est considérable ; pourtant nous ne connaissons pas grand-chose de ces processus.

Les minéraux renforcent l'action des enzymes.

Les minéraux sont indispensables pour maintenir la santé. Ils comprennent :

- le calcium,
- le magnésium,
- le phosphore,
- le potassium,
- le soufre,
- le cuivre,
- le zinc,
- le fer,
- le brome,
- le sélénium,
- l'iode,
- le molybdène.

Les minéraux jouent un rôle aussi important que les vitamines dans la prévention des maladies, en particulier de l'hypertension, de l'ostéoporose et du cancer. Les minéraux agissent en synergie avec les vitamines, les enzymes et les antioxydants pour éliminer les radicaux libres. En règle générale il n'est pas indiqué de prendre chaque jour de grandes quantités de minéraux, mais certaines carences peuvent être à l'origine de graves problèmes de santé. Les minéraux renforcent l'immunité et le pouvoir de guérison, et soutiennent l'action des enzymes de votre corps.

Alors qu'on trouve les vitamines dans des aliments vivants tels que les végétaux et les animaux, on trouve les minéraux dans le sol, l'eau et la mer (sous forme de sels organiques ou inorganiques). La quantité de minéraux que contiennent les végétaux dépend de l'endroit où ils sont cultivés ainsi que de la qualité du sol dans lequel ils poussent. Les minéraux du sol peuvent être modifiés ou détruits par les pluies acides ou les engrais chimiques. Les minéraux que l'on trouve dans les légumes et les céréales peuvent facilement disparaître et le processus industriel de raffinage des céréales détruit la plupart d'entre eux. Aussi est-il difficile d'avoir dans notre ration quotidienne d'aliments les minéraux dont nous avons besoin en quantité équilibrée. Une carence de minéraux se traduit par une perte de vitalité, un manque d'attention, un caractère irritable, un excès de poids et d'autres états pathologiques.

Les minéraux sont hydrosolubles et sont éliminés par l'urine et la transpiration. La consommation de minéraux par l'organisme peut varier chaque jour suivant nos activités intellectuelles et physiques, le stress que nous subissons, la menstruation, la grossesse ou l'âge. Avec certains médicaments les carences en minéraux peuvent s'accentuer rapidement. Les diurétiques, les contraceptifs oraux, les laxatifs, l'alcool et le tabac accélèrent l'élimination ou la destruction du calcium, du fer, du magnésium, du zinc et du potassium.

La consommation excessive de calcium après la cinquantaine est dangereuse.

Le calcium prévient le cancer, combat le stress, diminue le cholestérol et prévient l'ostéoporose, mais une consommation de calcium qui dépasse ce dont on a besoin chaque jour afin de remédier à une carence est dangereuse. J'ai déjà expliqué pourquoi il est inadmissible de prendre des produits laitiers pour augmenter l'absorption de calcium. Pour traiter cette carence on peut prendre un complément de vitamine D et de calcium. La vitamine D facilite l'absorption du calcium par l'intestin grêle et stimule la formation des os. L'excès de calcium peut causer de la constipation, des nausées, la perte de l'appétit et des ballonnements. S'il est pris en dehors des repas, le calcium diminue l'acide gastrique, rompt l'équilibre de la flore intestinale et réduit l'absorption du fer, du zinc et du magnésium. Si vous avez besoin d'un supplément de calcium, la quantité journalière recommandée est de 800 à 1 500 mg, prise en 3 doses de 250 à 500 mg au cours des repas. L'équilibre entre le calcium, les autres minéraux et les vitamines joue un rôle crucial dans le maintien de la santé.

L'hyperactivité chez les enfants pourrait résulter d'une carence en calcium.

Selon des études récentes, le nombre d'enfants qui ont des troubles déficitaires de l'attention et qui ont tendance à avoir des accès de colère augmente. L'alimentation peut influencer de façon significative le comportement et la sociabilité d'un enfant. Les enfants ont de plus en plus tendance à consommer à la maison et à l'école une plus grande quantité d'aliments industriels. Non seulement ces aliments contiennent plusieurs additifs, mais les aliments industriels tendent à acidifier le corps. Les enfants consomment également de plus en plus de protéines animales et de sucre raffiné, tandis que souvent ils évitent de manger des légumes. Il faut aux protéines animales et au sucre de plus grandes quantités de calcium, ce qui a pour résultat des carences en calcium. Ces carences agressent le système nerveux, avec pour conséquence la nervosité et l'irritabilité.

Le magnésium active des centaines d'enzymes différentes et sert à traiter les migraines et le diabète.

Le magnésium est un minéral important, il en faut de grandes quantités pour être en bonne santé. La carence en magnésium se traduit par l'irritabilité, l'anxiété, la dépression, les vertiges, l'atonie musculaire, la spasmophilie, les maladies cardiaques et l'hypertension. D'après une étude allemande récente, les patients victimes de crise cardiaque ont des taux de magnésium particulièrement bas. Des chercheurs américains ont déclaré que 65 % des migraineux examinés ont été complètement soulagés en prenant de 100 à 200 mg de magnésium. Un taux faible de magnésium nuit à la tolérance au glucose. En conséquence on peut mieux soigner le diabète en maintenant des taux de magnésium suffisamment élevés.

L'équilibre entre le sodium et le potassium est une condition nécessaire pour que la vie existe.

Le sodium est bien connu en tant que sel. Ce minéral assure l'équilibre parfait des liquides dans les cellules et à l'extérieur des cellules du corps. Le sodium maintient le pH correct (le rapport acide/base) dans le sang. C'est un élément indispensable pour que le suc gastrique acide soit efficace et que les muscles et les nerfs soient en bon état. Le sodium se trouve partout en abondance, mais une carence en sodium peut résulter facilement d'une prise importante de laxatifs, d'une diarrhée persistante, d'une activité sportive intense, surtout quand il fait très chaud. L'équilibre sodium/potassium est une condition indispensable pour que la vie existe. Il détermine la circulation des liquides entre l'espace intercellulaire et l'espace extracellulaire. On trouve normalement le sodium en dehors de la cellule. Quand il y a peu de potassium dans le liquide à l'intérieur de la cellule, le sodium véhiculé par le liquide, fait irruption dans la cellule, qui alors augmente de volume. L'augmentation de la taille des cellules exerce une pression sur les veines, diminue leur diamètre et devient un facteur d'hypertension. Le rapport idéal sodium/potassium est de 1/1, mais de nombreux aliments industriels contiennent du sodium et on peut en absorber en excès sans s'en rendre compte.

Si l'on consomme suffisamment de légumes ainsi que leur jus, le potassium qu'ils contiennent permet de rétablir l'équilibre avec le sodium présent dans l'organisme.

D'infimes quantités d'oligoéléments agissent en synergie avec les vitamines, les minéraux et les enzymes.

Les oligoéléments sont indispensables à la vie. Les quantités requises sont infimes, mais on ne saurait méconnaître leur importance. Ils assurent l'équilibre et l'harmonie des différentes fonctions de notre organisme. Après avoir été absorbés en passant à travers les parois de l'intestin, ces oligoéléments sont véhiculés par l'appareil circulatoire jusque dans les cellules où ils pénètrent en traversant leur membrane. Ce qu'il faut surtout retenir, c'est que la prise de ces oligoéléments doit être correctement équilibrée. S'il y a excès d'un ou deux de ces oligoéléments, il en résulte la perte des autres oligoéléments et leur mauvaise absorption. Aussi est-il préférable que ces oligoéléments proviennent de notre nourriture plutôt que de compléments alimentaires. Le sel marin et les algues en sont de bonnes sources.

- **Le bore** : important pour l'absorption du calcium et l'entretien des dents et des os.
- **Le cuivre** : essentiel pour les os, l'hémoglobine, les globules rouges, ainsi que l'élastine et le collagène. Diminue le taux du cholestérol et augmente le taux du cholestérol HDL. (On a trouvé un excès de cuivre chez des personnes atteintes de tumeurs malignes en particulier dans le tube digestif, les poumons et les seins.) Aussi peut-il y avoir un rapport avec le développement du cancer.
- **Le zinc** : joue un rôle dans la production de l'insuline ; métabolise les hydrates de carbone ; produit les protéines et absorbe les vitamines, en particulier la vitamine B, en provenance du tube digestif ; maintient le fonctionnement de la prostate et celui de l'appareil reproducteur masculin.
- **Le fer** : composant principal de l'hémoglobine. Joue un rôle dans l'activité des enzymes, des vitamines du groupe B ainsi que dans la résistance aux maladies.
- **Le sélénium** : empêche la production de radicaux libres quand il est associé à la vitamine E. C'est un minéral qui fait merveille et que l'on trouve dans les sédiments. (À Cheyenne dans le Wyoming, la terre contient de grandes quantités de sélénium, en comparaison avec la terre de Muncee dans l'Indiana. À Cheyenne, la mortalité par cancer est inférieure de 25 % à celle de Muncee.) Selon certaines études, l'insuffisance de sélénium a une incidence sur le cancer de la prostate, du pancréas, du sein, des ovaires, de la peau, des poumons, du rectum et de la vessie, ainsi que sur la leucémie.

- **Le chrome** : facilite le métabolisme des hydrates de carbone et des protéines ; facilite également le métabolisme du glucose en maintenant dans le sang un taux de glucose qui n'exige pas un recours excessif à l'insuline, prévenant ainsi l'hypoglycémie et le diabète.
- **Le manganèse** : métabolise les protéines et la graisse, et produit les hormones.
- **Le molybdène** : assure la santé des dents et de la bouche.
- **L'iode** : est extrêmement important pour le fonctionnement normal de la thyroïde et la prévention du goitre.

Les Aliments Thérapeutiques

Les algues sont une source importante de fibres alimentaires. Les fibres alimentaires insolubles qui ne peuvent être digérées absorbent l'eau dans l'intestin, en augmentent le volume et accélèrent les mouvements péristaltiques. Ainsi elles empêchent l'accumulation de toxines dans le côlon.

Nori. Nom japonais de différentes espèces comestibles d'algue rouge *Porphyra*, y compris notamment la *Porphyra yezoensis* et la *Porphyra tenera*. Le terme *nori* est aussi souvent employé pour désigner les aliments à base d'algues.

Le kanten. Algue riche en vitamines, en minéraux et en oligoéléments, entre autres l'iode, le calcium et le fer.

L'hijiki (*Hizikia fusiforme*). Algue qui pousse à l'état sauvage autour des côtes du Japon, connue pour sa richesse en fibres alimentaires et en minéraux essentiels. Les Japonaises croient que cette algue favorise la pousse et la santé des cheveux.

L'aonori. Algue riche en fer, en potassium et en vitamine C, contribue à la production du collagène et de l'élastine de la peau. Est également réputée pour ses propriétés anti-vieillissement.

Le wakamé. Algue qui pousse dans les mers du Japon. Un de ses composants aide à brûler les graisses.

Les champignons

Le kima. Champignon comestible en provenance de Syrie, réputé pour sa capacité à renforcer les défenses immunitaires.

Le maitaké. Nom japonais d'un champignon comestible. On l'utilise traditionnellement comme aliment et pour ses vertus médicinales. Les extraits de maitaké renforcent le système immunitaire. À ce qu'on suppose, ils exercent une action antitumorale.

Le kikurage. Coupé en tranches fines et cuit il confère aux aliments une texture croquante et un goût agréable (il est délicieux dans les sautés et dans les soupes). A aussi la réputation d'être particulièrement bon pour la santé.

Le chaga. Une des plus anciennes plantes médicinales. Champignon médicinal aux propriétés antioxydantes. À ce qu'on dit, il combat les virus, stimule le système nerveux central, empêche les tumeurs et les cellules cancéreuses de se développer, réduit le nombre des globules blancs, fait baisser l'hypertension, diminue le taux de sucre, améliore le teint et assouplit la peau, fait paraître plus jeune et détoxique le foie, les reins et la rate.

Le shitaké. Contient un acide aminé spécifique, contribue à accélérer le métabolisme hépatique du cholestérol. Est aussi un redoutable ennemi du cancer. Un polysaccharide extrait du shitaké semble stimuler les cellules du système immunitaire pour évacuer du corps les cellules cancéreuses. Peut être efficace contre le VIH et l'hépatite B. On a constaté que le shitaké protège les cellules contre les dommages causés par l'herpès du type I et II.

Lectures complémentaires

BABO Daniel, *Les Légumes et leurs bienfaits*, Éditions Médicis, Paris.

BABO Daniel, *Les Plantes, les herbes et leurs bienfaits*, Éditions Médicis, Paris.

BARBICHE Christian, *L'Art de manger sainement*, Éditions Grancher, Paris.

BATMANGHELIDJ Fereydoon (Dr), *Votre corps réclame de l'eau*, Éditions Jouvence, Genève-Bernex.

BECHALANY Antoine (Dr), *Les Nutriments anti-âge*, Éditions Dangles, Labège.

BELIVEAU Richard (Dr) et GINGRAS Denis (Dr), *Les Aliments contre le cancer*, Éditions du Trécarré.

BENVENISTE Jacques, *Ma vérité sur la mémoire de l'eau*, Éditions Albin Michel, Paris.

BINET Claude (Dr), *Oligo-éléments et oligothérapie*, Éditions Dangles, Labège.

BOURGOIN Christine, *Les protéines végétales*, Éditions Dangles, Labège.

BOURRE Jean-Marie (Dr), *La Vérité sur les oméga-3*, Éditions Odile Jacob, Paris.

BROSSEL Seymour et MEYER Rodolphe, *Le Corps auto-guérisseur*, Éditions Dervy, Paris.

CARPER Jean, *Les Aliments miracles pour votre cerveau*, Les Éditions de l'Homme, Montréal.

CHARMETANT Catherine et RIVAULT Philippe, *De la cueillette à l'assiette. Salades et fleurs sauvages*, Éditions Jouvence, Genève-Bernex.

CLEMENT Brian R., *Alimentation, vitalité, longévité*, Éditions Jouvence, Genève-Bernex

CLERGEAUD Chantal et Lionel, *À la découverte des aliments fermentés*, Éditions Dangles, Labège.

CLERGEAUD Chantal et Lionel, *Les Algues*, Éditions Dangles, Labège.

COLLIN Jacques, *L'Eau, le miracle oublié*, Guy Trédaniel Éditeur, Paris.

COLLIN Jacques, *L'Insoutenable vérité de l'eau*, Éditions de la Maisnie, Paris.

COXAM Véronique et HORCAPIDA Marie-Noëlle, *Prévention nutritionnelle de l'ostéoporose*, Éditions Lavoisier, Paris.

DAHAUT Natalis et THIBAULT Béatrice, *Vivons sans lait pour vivre mieux*, Anagrammes Éditions, Paris.

DARCHE Éric, *Mon alimentation, mon meilleur médecin*, Marco Pietteur Éditions, Belgique.

DRACEA Andrei (Dr), *Mangez et guérissez*, Edi/Inter Diffusion LMV.

EMOTO Masaru, *Le Pouvoir guérisseur de l'eau*, Guy Trédaniel Éditeur, Paris.

FESTY Danièle, *Antioxydants. Guide Pratique,* Leducs Éditions, Paris.

GUILLAIN France, *Mastiquer, c'est la santé*, Éditions Jouvence, Genève-Bernex.

JANECER Hervé (Dr) et BELJANSKI Monique, *Santé et Longévité*, Guy Trédaniel Éditeur, Paris.

KENTON Leslie et Susannah, *L'Énergie du cru*, Éditions Jouvence, Genève-Bernex.

KIEFFER Daniel, *Régénération intestinale*, Éditions Jouvence, Genève-Bernex.

KIEFFER Daniel, *L'homme empoisonné. Cures végétales pour libérer son corps et son esprit*, Éditions Grancher, Paris.

KRCMAR Martina, *Les Huiles végétales pour votre santé*, Éditions Dangles, Labège.

MARTIN Line (Dr), *Les Antioxydants*, Éditions Dangles, Labège.

MIGNOT Josiane, *L'Hydrothérapie du côlon. Votre partenaire santé*, Éditions Jouvence, Genève-Bernex.

MONTIGNAC Michel, *Je mange, je maigris et je reste en bonne santé*, Flammarion, Paris.

MULLER Marie-France, *Quelle santé de fer ! Santé, jeunesse et vitalité grâce aux minéraux et oligo-éléments colloïdaux*, Éditions Jouvence, Genève-Bernex.

PELMONT Jean, *Enzymes*, Presses Universitaires de Grenoble.

REUTER Liliane (Dr), *Votre esprit est votre meilleur médecin*, Éditions Robert Laffont, Paris.

RIGAUDIER Martine, *300 recettes végétariennes*, Éditions Dangles, Labège.

ROBBINS John, *100 ans et en pleine forme*, Guy Trédaniel Éditeur, Paris.

ROMBI Max (Dr), *Contrôlez votre acidité, le Régime acide-base*, Alpen Éditions, Monaco.

ROUGERON Lucien, *L'Énergie micro-vibratoire et la vie*, Éditions du Rocher, Monaco.

SCHALLER TAL Christian, *Hygiène intestinale. Retrouvez la santé avec un côlon dépollué*, Éditions Lahore, Paris.

SCHALLER TAL Christian, *Viande et lait, des aliments dangereux pour notre santé et notre planète*, Éditions Lanore, Paris.

SCHALLER TAL Christian, *Les Graines germées, santé, vitalité, beauté*, Éditions Lanore, Paris.

SEARS Berry (Dr), *Le Régime anti-inflammatoire*, Les Éditions de l'Homme, Montréal.

SECONDÉ Jean-Claude, *Les Aliments de la mer*, Delville Santé, Paris.

SHELDRAKE Rupert, *La Mémoire de l'univers*, Éditions du Rocher, Monaco.

SIMONSOHN Barbara, *Le Jus d'herbe d'orge*, Éditions Chariot d'Or, Labège.

SOFFREDI Georges (Dr), *Pourquoi vieillir quand on peut faire autrement ?* Guy Trédaniel Éditeur, Paris.

SOUCCAR Thierry, *Lait, mensonges et propagande*, Éditions Thierry Souccar, Vergèze.

VASEY Christopher, *Quand le corps a soif… les secrets d'une bonne hydratation*, Éditions Jouvence, Genève-Bernex.

VASEY Christopher, *Gérer votre équilibre acido-basique*, Éditions Jouvence, Genève-Bernex.

VIOLET Marcel, *Le Secret des Patriarches*, Éditions Marcel Violet, Paris.

WALKER W. Norman, *Les Jus frais de légumes*, Éditions d'Utovie. Diffusion différente.

WALLACH Jean, *Les Enzymes*, Nathan Université, Paris.

WIGMORE Ann, *L'Herbe de blé : source de santé et de vitalité*, Éditions Jouvence, Genève-Bernex.

WOLF Patrick, *Les Aliments contre les troubles sexuels*, Éditions Trajectoire, Paris.

YADAVA Sarada, *La Diététique alimentaire ayurvédique*, Guy Trédaniel Éditeur, Paris.

ZERGUTH Josef et GIENGER Michael, *L'Eau et ses secrets*, Éditions DésIris.

Achevé d'imprimer en septembre 2008
sur les presses de la Nouvelle Imprimerie Laballery
58500 Clamecy
Dépôt légal : septembre 2008
Numéro d'impression : 809111

Imprimé en France

La Nouvelle Imprimerie Laballery est titulaire du label Imprim'Vert®